頭痛専門医・漢方専門医の
脳外科医が書いた

頭痛の本

書いた人
來村昌紀《らいむらまさき》

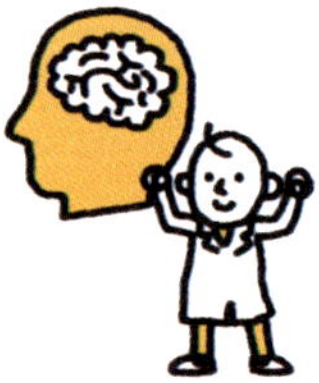

はじめに

まずは私の自己紹介をしたいと思いますね。

私は医学生時代は漢方の講義は一切無く、漢方の事は何も知らずに脳神経外科医になりました。

現在では脳神経外科（以下脳外科）は色々な専門分野に分かれており、私も脳外科の専門医を取った後、さらにその中から専門分野を選ぶ時がやってきました。それまで脳外科の一般外来をやっていて、そう言えば頭痛を主訴に脳外科の外来にやってくる患者さんが多いなと思い、専門を頭痛治療にしようと思い立ち、頭痛専門医を取り、和歌山県下で初めてとなる大学の付属病院で頭痛外来を始めました。

多くの患者さんが来てくれましたが、当初の私の目論見は頭痛患者さんの中から手術が必要な患者さん（例えば、くも膜下出血や慢性硬膜下血腫、脳腫瘍など）を見つけ出し、手術をするというのが目的で始めた頭痛外来でした。しかし、いざ始めてみると何と、手術が必要な患者さんは、私が一〇〇人の頭痛患者さんをみても一人以下だったのです。そうです多くの頭痛患者さんは脳外科的には異常のない、すなわち手術の必要のない、一次性頭痛の患者さんだったのです。

しかし、私は頭痛専門医で大学の付属病院で頭痛外来をしているのですから、手術の必要のない一次性頭痛の患者さんの治療もきちんとしなくてはなりません。ここで役に立つのが日本頭痛学会の出している慢性頭痛の診療ガイドライン[1)]です。しかし、実はこのガイドライン通りにきちんと治療をしてもなかなかうまくいかない頭痛の患者さんも多くいたのです。そんなとき私は漢方薬も頭痛に効果がある

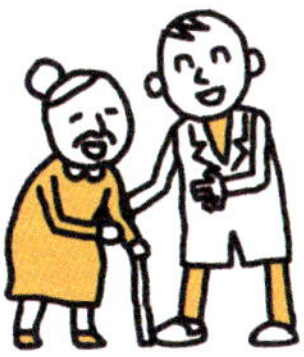
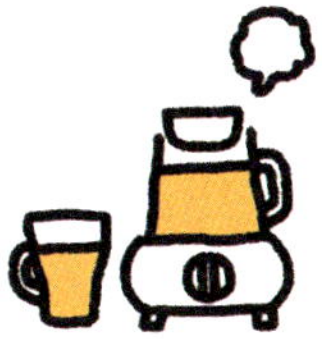

という話を耳にし、漢方の勉強会に参加する機会を得ました。しかし、私はこれまで漢方を一切勉強した事がなく漢方の用語も分からない状態での参加でしたので、せっかくの勉強会の内容もちんぷんかんぷんでした。ただ、ひとつ雨の降る時に頭痛が悪化する場合には五苓散《ごれいさん》という漢方薬が効果があるという事だけを覚えて帰りました。

　私がとても治療に困っていた慢性頭痛のおばあちゃんがいました。雨が降ると頭痛が悪化するといってすぐに病院に救急できてしまうおばあちゃんです。試しにこの五苓散を投与したところ、こんなに頭がすっきりしたのは三〇年ぶりくらいだと喜ばれました。三〇年ぶりに頭がすっきりする五苓散の効果ってすごいと思いませんか？私は漢方の効果に驚き、漢方薬はきちんと使えば頭痛治療のひとつの手段としてとても有効であると確信し、独学で漢方の勉強をはじめる事になります。

　最初は本を読んだり、勉強会や学会に参加したりして、そこで得た知識を使ってみながら患者さんに教えてもらうという事の繰り返しでした。この漢方薬を使うようになってから私がこれまで治療してうまく行かなかった患者さんの何割かはうまくいくようになりましたが、やはり私の独学の漢方ではうまくいかない患者さんもだんだんと増えてきたのです。そんなとき、ご縁があって当時、寺澤捷年先生が教授であった千葉大学の和漢診療学講座に国内留学をする機会を得ました。これまで私は頭痛に効くという漢方薬を独学で数種類使っていたのですが、和漢診療学講座では頭痛に効く漢方薬という考え方では漢方薬を処方しません。漢方独特の診察、考え方があり、それらを用いる事によって、例えばお腹の調子をよくする漢方薬でも頭痛が治ってしまう、これを証《しょう》と言いますが、西洋医学とはまた別の医療体系である証に従う治療方法を学ぶ事ができました。それからは、独学の漢方ではうまく行かなかった患者さんの何割かは証に従う治療によって、うまく行くようになりました。

　そのエッセンスをこの本で皆様にお伝えできればと思います。

1）慢性頭痛の診療ガイドライン2013　日本神経学会・日本頭痛学会監修，医学書院，東京，2013.

目次

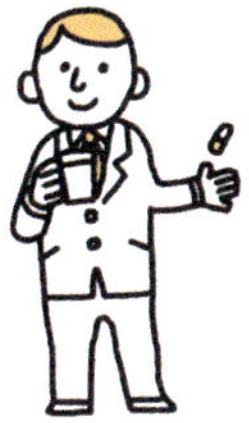

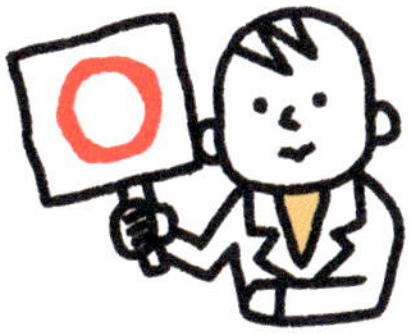

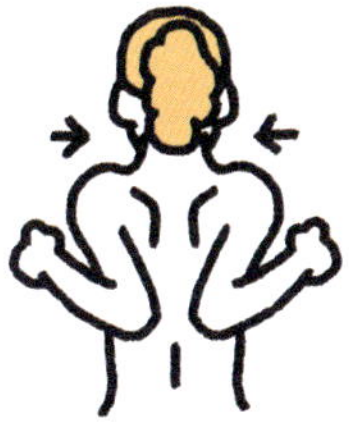

頭痛の診断方法

自分の頭痛を知ってもらう

頭痛の西洋薬治療

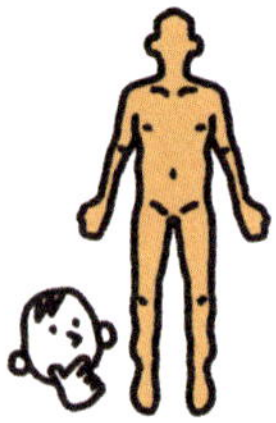

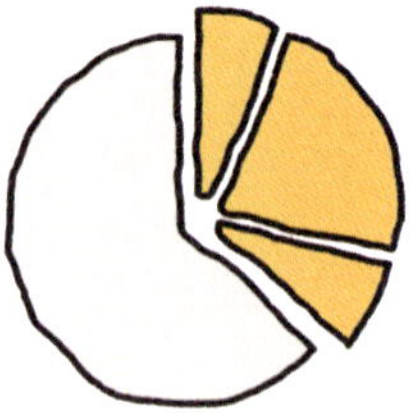

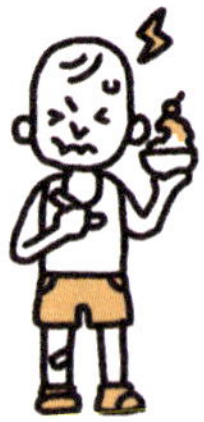

頭痛の漢方薬治療

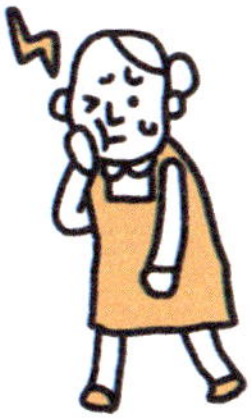

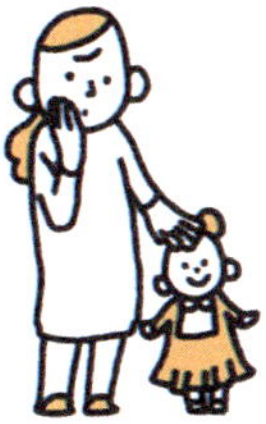

頭痛患者さんが自分でできる生活の工夫

コラム

「頭痛の患者さんだけを診ていてはだめだよ」

私が漢方を学ぼうと千葉大学の寺澤捷年教授を訪れた初日のエピソードです。

寺澤先生は私が脳外科の専門医で、頭痛専門医でもあり、頭痛治療のために漢方を学びたいと千葉大学にきた事を当然ご存知でした。いってみれば私はその時点でもすでに頭痛治療の超専門家であったわけですが、開口一番寺澤先生は私に「頭痛患者さんを本当に治したいのなら、頭痛の患者さんだけを診ていてはだめだよ」と言われたのです。

脳外科の専門医と言えば、脳疾患を診る専門家です。逆にいうと脳疾患以外は診ません。またその中でも頭痛治療を専門とする私は頭痛外来で頭痛の患者さんばかりを診ていたのです。逆にいうと頭痛以外の患者さんは診ないという事です。今となっては当たり前の事ですが、頭痛の患者さんは脳だけの問題で頭が痛いわけではないという事です。その患者さん全体を診て、さまざまなゆがみを治療する事で最終的には頭痛も治まってきますよという事を寺澤先生は私に教えてくれたのです。

ここから私の千葉大学での研修医の先生と同じく、すべての疾患の患者さんを診る修行が始まったのです。研修医の時以来十数年ぶりに患者さんの聴診や腹診など頭の先から足の先まで診る診療のはじまりです。

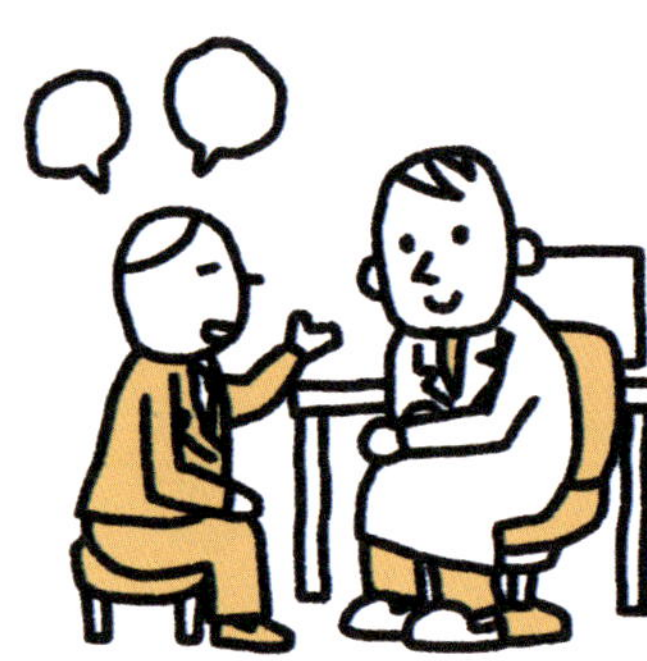

頭痛の有病率と原因

頭痛の有病率と原因

いったい日本ではどのくらいの割合の人が頭痛で苦しんでいるのでしょうか?

それは左図にあるように日本人では成人の約40%がなんらかの頭痛で困っていると言われています。

ただ患者さんの中にはたかが頭痛くらいで病院を受診するのはどうもと躊躇され、薬局などの市販の頭痛薬でやり過ごし、医療機関を受診されていない場合も多くあると思われます。またせっかく受診されて頭痛の事を相談しても、頭痛を専門にみていない先生方の中には適切な診断と治療をしていない場合もあると思われます。

このように頭痛はごくありふれた訴えであるにもかかわらず、現状ではまだまだきちんとした診断をうけていない、あるいはきちんとした治療をうけておらず困っている患者さんが多くいるのではと危惧しています。

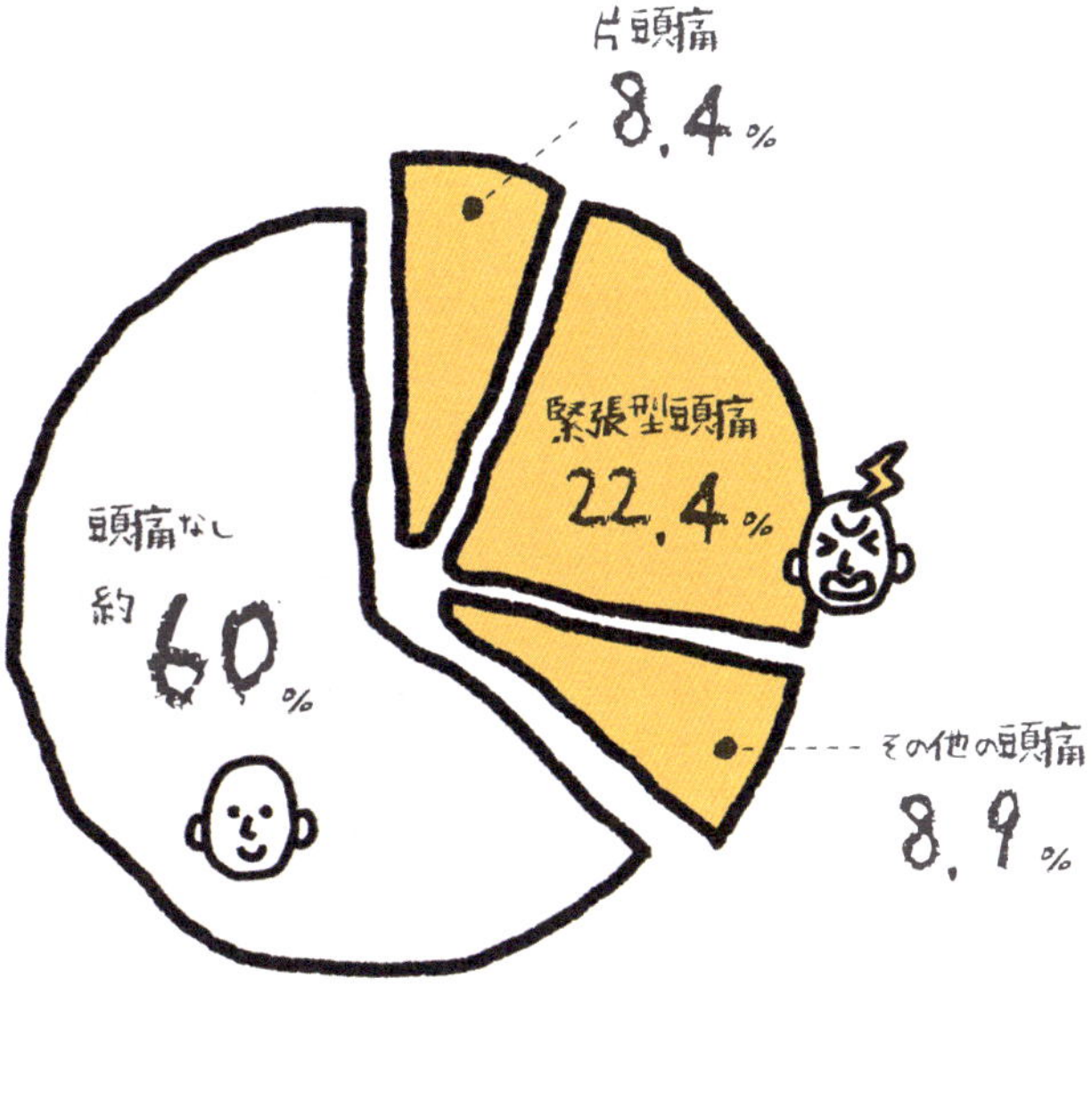

現にこの現状を何とかしようとWHO（World Health Organization）は重点疾患のひとつに頭痛をとりあげ「Lifting the Burden：the Global Campaign to reduce the burden of headache」というスローガンを掲げています。簡単に言うと頭痛治療の重荷をみんなで背負って頭痛を減らしましょうというような意味だと思います。

頭痛のお医者さんの数

片頭痛の有病率が8.4％と言われています[2]。例えば私の住む千葉県の人口は約619万人です。単純に8.4％をかけますと、千葉県だけでも片頭痛の患者さんが約52万人もいる計算になります。

ところで頭痛を専門に診ている頭痛専門医は千葉県に何人くらいいると思いますか？正解は現時点（二〇一九年）で私をいれてたったの23人です。もしも片頭痛の患者さんを（他の種類の頭痛を除いても）千葉県の頭痛専門医だけで診ると仮定すると私が診ないといけない片頭痛の患者さんは約2万人以上となってしまいます。いかに頭痛の患者さんが多くて、専門に診る医師が少ないかが、これでおわかりいただけると思います。

ですから、一般の先生方にもぜひ、片頭痛の患者さんをきちんと診断し適切な治療をしていただきたいと思うのです。

2) Sakai F, Igarashi H, Prevalence of migraine in Japan : a nationwide survey.Cephalalgia 1997;17:15-22.

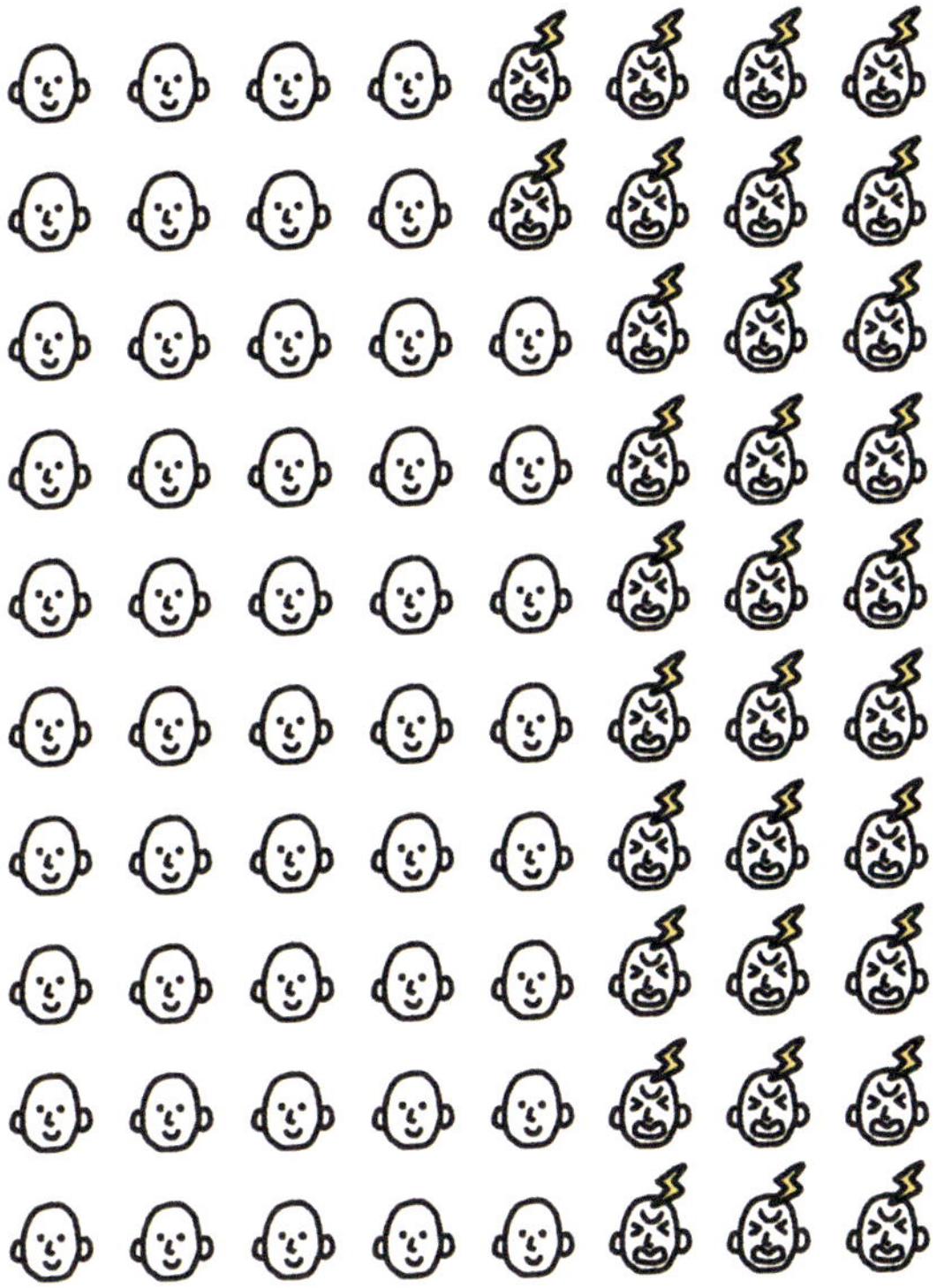

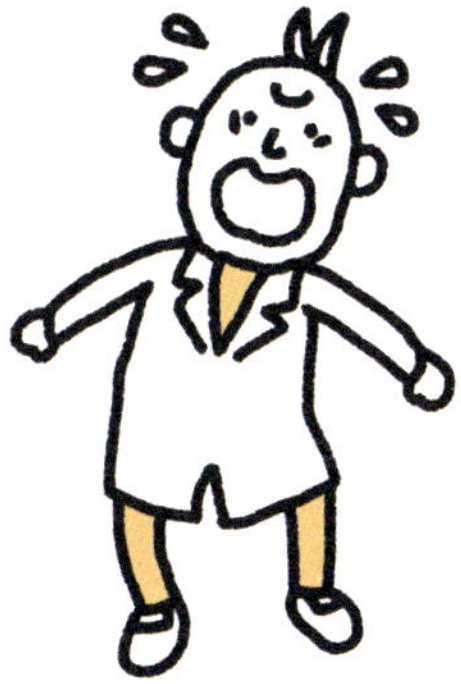

コラム

頭痛による経済損失

片頭痛患者さんは頭痛の影響で学校を休んだり、仕事を休んでしまったりする場合があります。これを経済損失に換算すると何と6,000億円以上と言われています。

だから片頭痛をきちんと見つけて、治療してあげるだけでも6,000億円以上の経済効果も見込めるわけです。医療費を使っても元が取れる疾患であるというわけです。

日本の頭痛による経済損失　2005年版

結論、「日本では頭痛により6,000億円程度の経済損失が発生していると見込まれる」。これに余暇時間の喪失や社交、登校不能などの金銭に換えがたい損失も加わる。如何に計算の根拠を示す。
頭痛による経済損失　618,519,435,583円

■ 片頭痛経済損失データ

片頭痛有病率	8.4%	8,400,000人
片頭痛男性	20.0%	1,680,000人
片頭痛女性	80.0%	6,720,000人
男性就業率（12年国勢調査）	70.8%	1,189,440人
女性就業率（12年国勢調査）	46.0%	3,091,200人
片頭痛就業者数		4,280,640人
仕事に支障大（男）	18.0%	214,099人
仕事に支障大（女）	28.8%	890,266人
仕事に影響のある片頭痛患者数		1,104,365人
片頭痛患者の労働喪失日		2.1日×12月＝25.2日
年間労働喪失日		27,829,993日
男性年間労働喪失日		5,395,300日
女性年間労働喪失日		22,434,693日
男性月間賃金（14年賃金事情調査）		443,100円
男性1日あたり賃金		14,568円
女性月間賃金（14年賃金事情調査）		283,700円
女性1日あたり賃金		9,327円
片頭痛経済損失		287,848,102,923円

コラム

千葉にきて一番驚いた事

私が千葉県にきて一番驚いた事は、医者がいないという事です。

千葉県の人口あたりの医師数は全国ワースト３で人口 10 万人あたり 153.5 人（東京は 265.5 人）です。

私は失礼な言い方ですが、医師が足りないのはもっと地方や離島などの田舎に医師が少ないのかと思っていましたが（確かに一部そういう地域もあります）実は首都圏の埼玉県、茨城県、千葉県が医師数の少ないワースト県となっていて驚きました。つまり大都市には人も多く住んでいますが、医師も都会にでて働くため、そのベッドタウンである首都圏近郊は人口は多いが、医師が少ないという状況になっているのですね。

私も開業して千葉市の医師会の当番などで、お正月などに休日診療に従事しています。今年の１月２日も当番で休日診療をしていたのですが、600 人近くの患者さんがきました。それを４人の先生で見るのです。午前中に受付をした患者さんを見終わったのが午後の３時です。患者さんの中には待ち疲れて気分が悪くなった患者さんもいたくらいです。

漢方では未病といって本当に体調を崩してしまう前から養生や漢方薬で治療するという考え方があります。これが広まれば、休日などで病院があいていないときでも、少しの事ならご自分でセルフケアができて休日に病院を受診せず、診療日まで待てるようになるなど問題を解決する一手段となるのかもしれませんね。

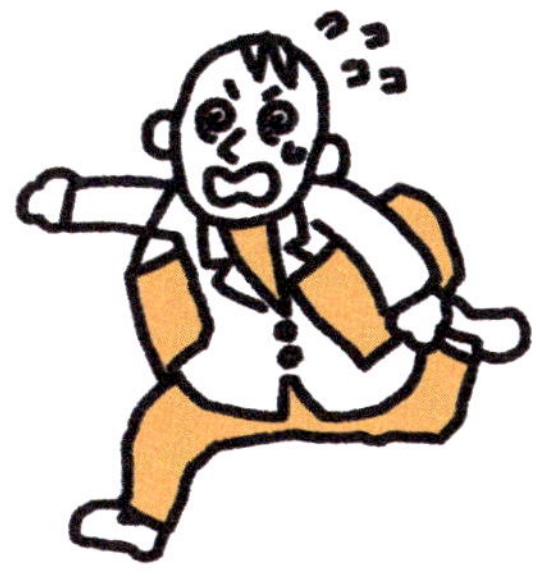

頭痛の種類

頭痛には種類がある

頭痛には多くの種類（診断）があります。基本的には国際頭痛分類（ICHD-3）に従います。大きく分けるとまずは3つのグループに分かれます。

第1のグループが一次性頭痛（いわゆる脳外科的に心配のない頭痛です）。
第2のグループが二次性頭痛（いわゆる脳外科的に異常のある心配な頭痛です）。
第3のグループが有痛性脳神経ニューロパチー、他の顔面痛およびその他の頭痛です。

次ページより詳しく見ていきましょう。

国際頭痛分類 2018（ICHD-3）の大分類

一次性頭痛	片頭痛
	緊張型頭痛
	三叉神経・自律神経性頭痛（TACs※）
	その他の一次性頭痛疾患
二次性頭痛	頭部外傷・障害による頭痛
	頭頸部血管障害による頭痛
	非血管性頭蓋内疾患による頭痛
	物質またはその離脱による頭痛
	感染症による頭痛
	ホメオスターシス障害による頭痛
	頭蓋骨、頸、眼、耳、鼻、副鼻腔、歯、口 あるいはその他の顔面・頸部の構成組織の障害による 頭痛あるいは顔面痛
	精神疾患による頭痛
その他	有痛性脳神経ニューロパチーおよび他の顔面痛
	その他の頭痛性疾患

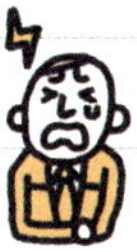
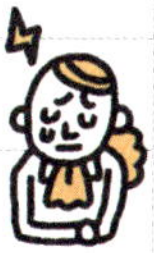

※ Trigeminal Autonomic Cephalalgias

一次性頭痛

いわゆる脳外科的に心配のない頭痛です。

1. 片頭痛
2. 緊張型頭痛
3. 三叉神経・自律神経性頭痛（TACs：Trigeminal Autonomic Cephalalgias）
4. その他の一次性頭痛疾患（寒冷刺激による頭痛や頭蓋外からの圧力による頭痛など）

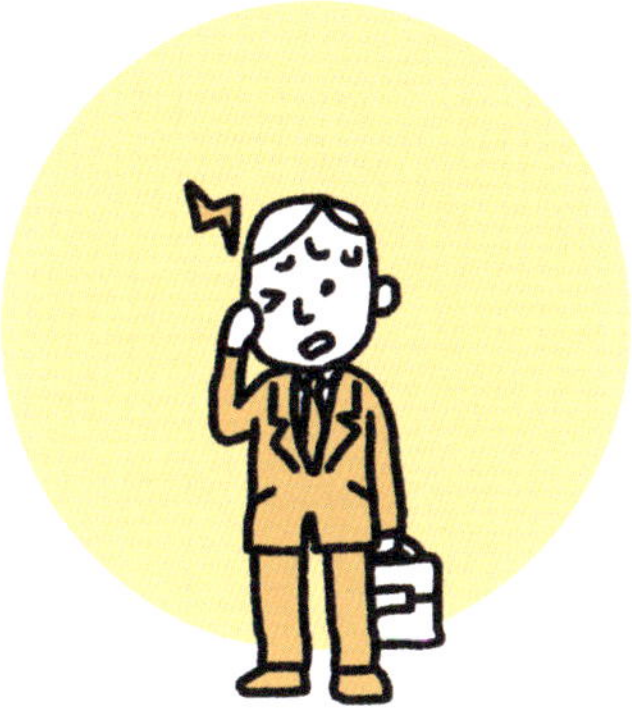

片頭痛

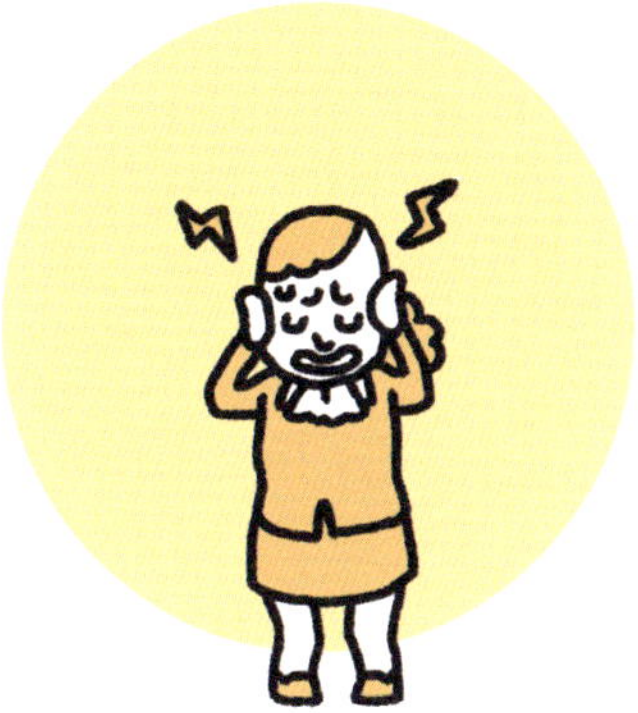

緊張型頭痛

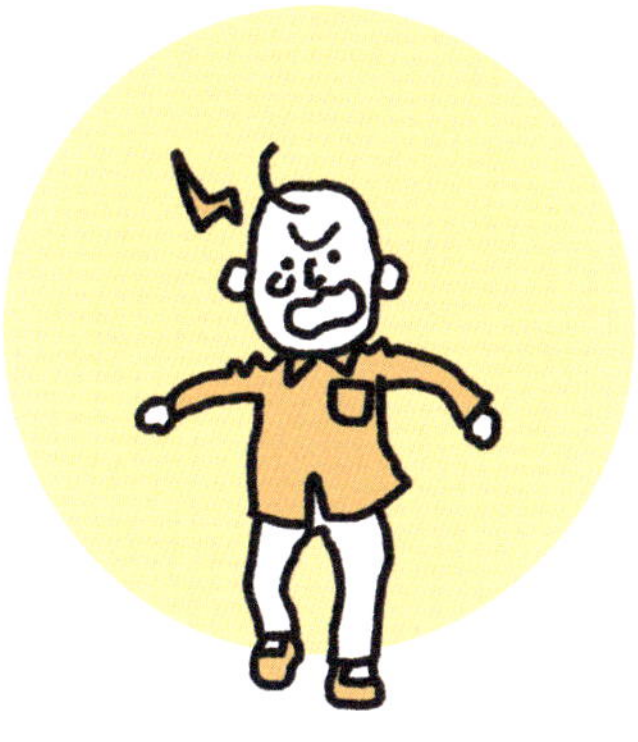

三叉神経
自律神経性頭痛

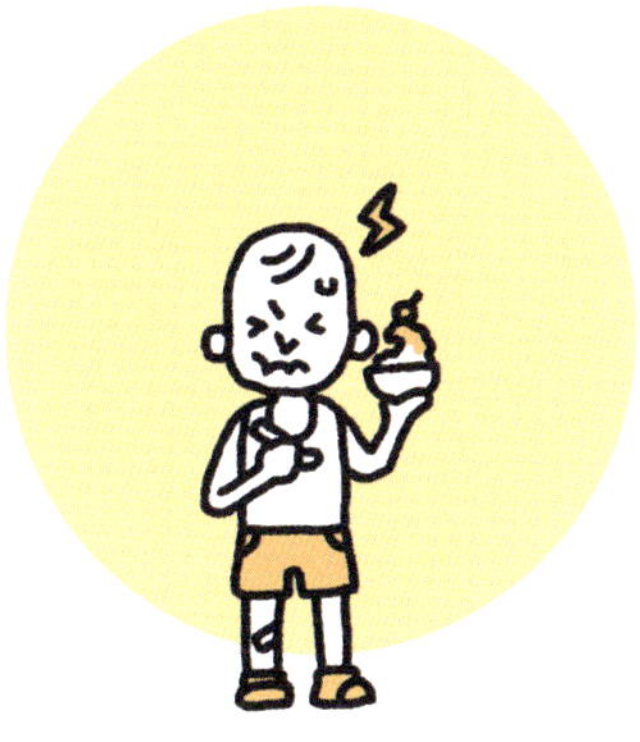

その他の
一次性頭痛疾患

二次性頭痛

いわゆる脳外科的に異常のある心配な頭痛です。

5. 頭部外傷・傷害による頭痛
6. 頭頸部血管障害による頭痛（脳内出血、くも膜下出血、血管炎、動脈解離など）
7. 非血管性頭蓋内疾患による頭痛（頭蓋内圧亢進、低髄液圧、脳腫瘍、癲癇など）
8. 物質またはその離脱による頭痛（一酸化炭素による頭痛、アルコール誘発頭痛、グルタミン酸ナトリウム誘発頭痛、コカイン、鎮痛薬の乱用、カフェイン、オピオイド、エストロゲンなど）
9. 感染症による頭痛（髄膜炎、脳炎、脳膿瘍など）
10. ホメオスターシス傷害による頭痛（低酸素血症、高山病、潜水時頭痛、睡眠時無呼吸性頭痛、高血圧性頭痛、甲状腺機能低下による頭痛など）
11. 頭蓋骨、頸、眼、耳、鼻、副鼻腔、歯、口あるいはその他の顔面・頸部の構成組織の障害による頭痛あるいは顔面痛
12. 精神疾患による頭痛

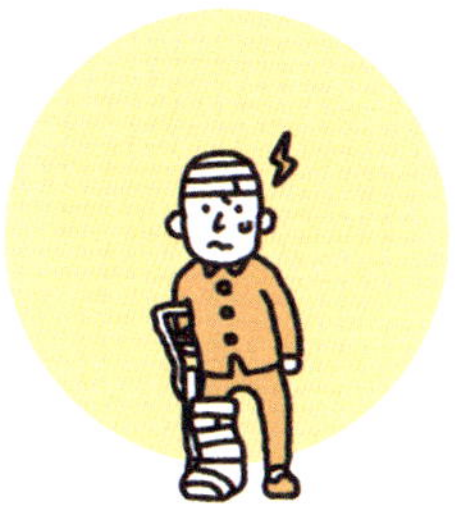

頭部外傷
傷害による頭痛

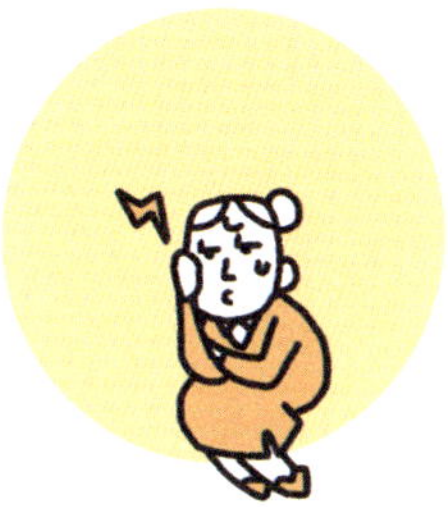

頭頸部血管障害
による頭痛

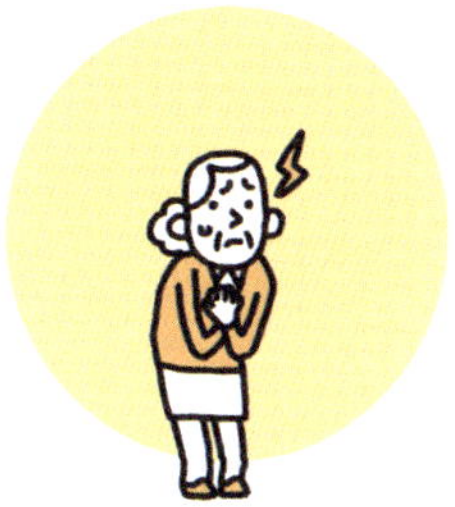

非血管性頭蓋内
疾患による頭痛

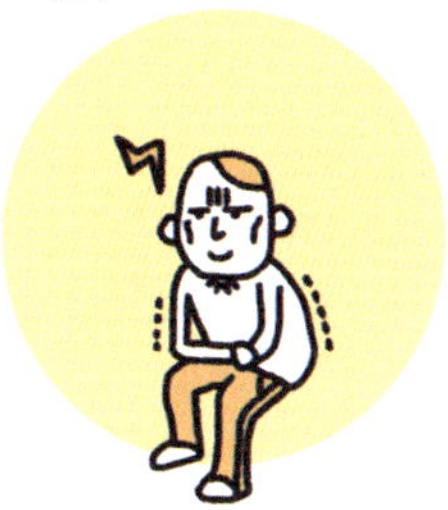

物質又はその離脱
による頭痛

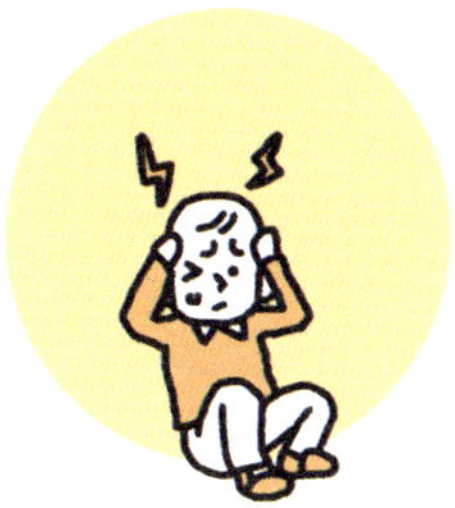

感染症による頭痛

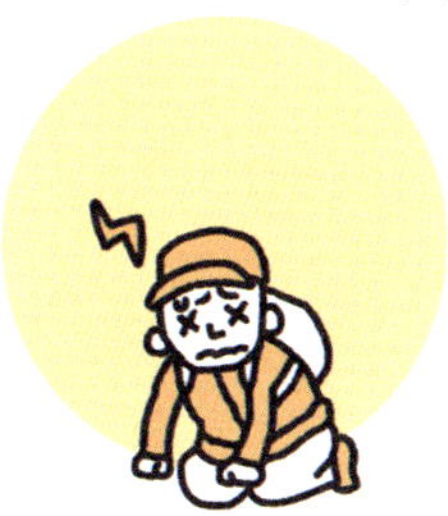

ホメオスターシス
傷害による頭痛

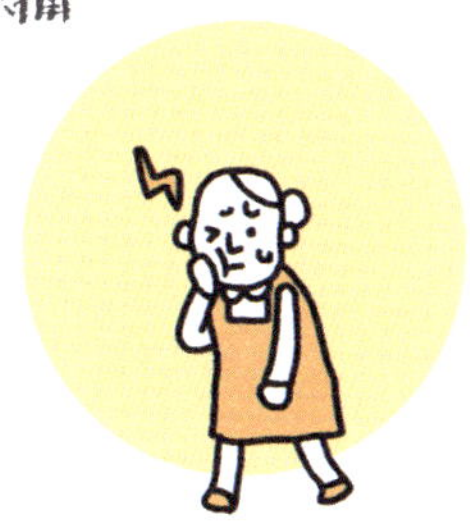

顔面・頭部の組織
障害による頭痛

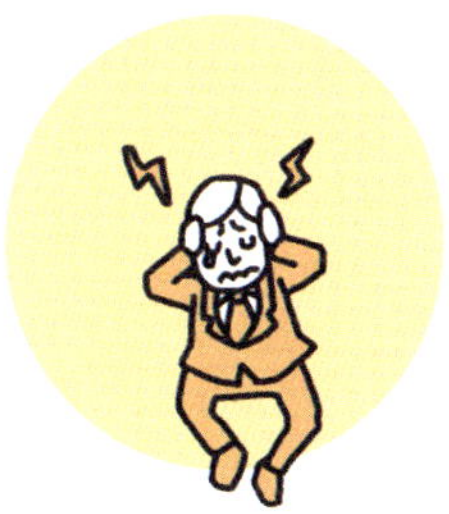

精神疾患
による頭痛

その他の頭痛

13．有痛性脳神経ニューロパチーおよび他の顔面痛（三叉神経痛、舌咽神経痛など）

14．その他の頭痛性疾患（分類不明、詳細不明の頭痛など）

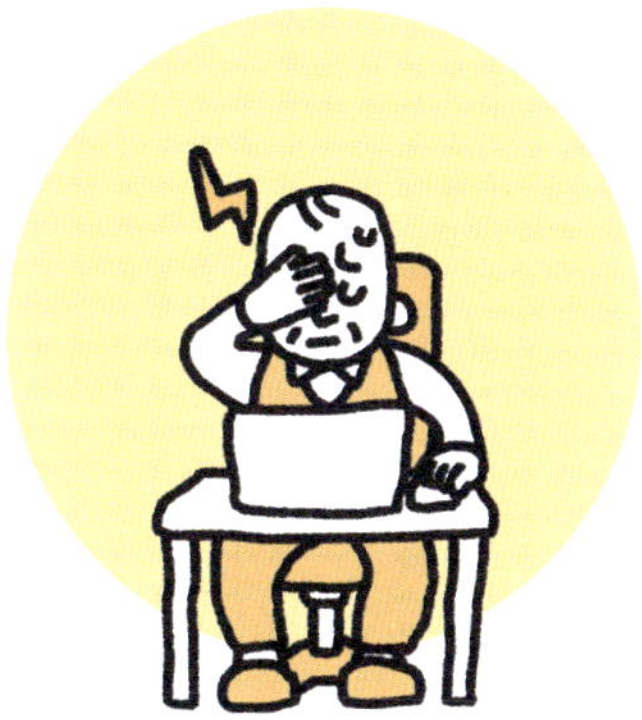

有痛性脳神経ニューロパチー
および他の顔面痛

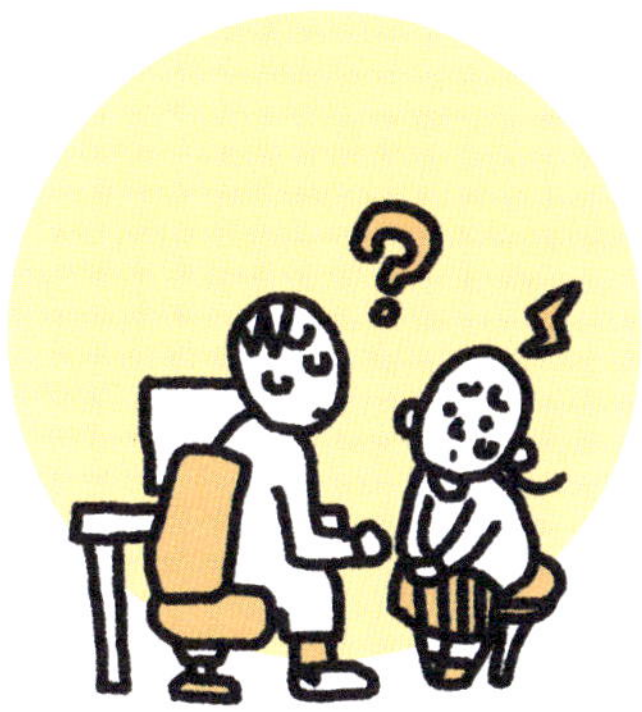

その他の
頭痛性疾患

コラム

いろいろな面白い頭痛

面白いというと怒られてしまうかもしれませんが、例えば「中華料理頭痛」。

これは1968年に中華料理を食べた人が頭痛、歯痛、顔面の紅潮、動悸などの症状を訴え、Chinese restaurant syndromeとしてLancetに報告された頭痛[3)]です。これは当時は中華料理に多く含まれるグルタミン酸ナトリウムが原因とされていましたが、最近になって追試試験では食事からとるグルタミン酸ナトリウムの量では症状が再現されない事から否定されていますが、取り過ぎには注意が必要かもしれませんね。

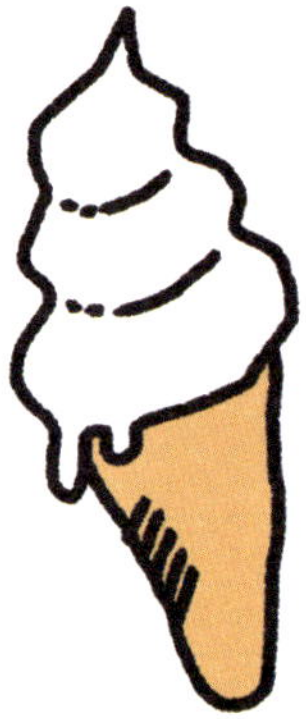

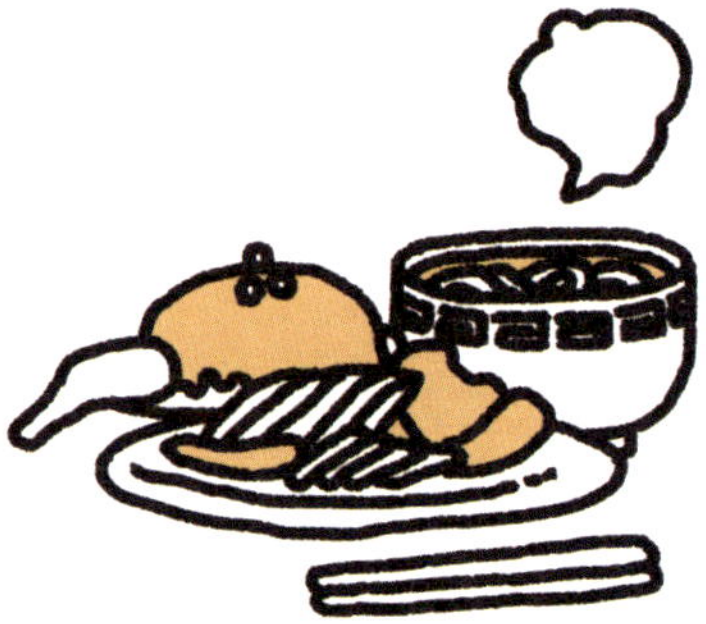

また「アイスクリーム頭痛」もあります。
これは皆様も経験があるかもしれませんが、アイスクリームなどの冷たい食べ物を急いでたべると頭がキーンとなる頭痛です。冷感が三叉神経などを刺激しておこるのではとされていて、アイスクリーム頭痛が正式な医学用語としても認められています。

3） Kwok RH : Chinese-restaurant syndrome. N Engl J Med, 278 : 796, 1968

頭痛の診断方法

頭痛の診断方法

頭痛の診断方法はほぼ問診でつきます。
それは頭痛の起こり方、強度、頻度、経過です。

頭痛の発症様式の相違性

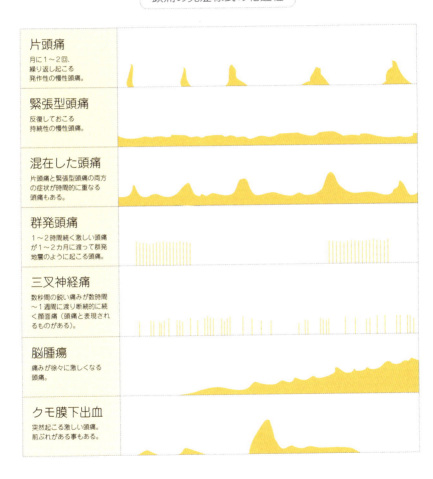

片頭痛 月に１～２回、繰り返し起こる発作性の慢性頭痛。	
緊張型頭痛 反復しておこる持続性の慢性頭痛。	
混在した頭痛 片頭痛と緊張型頭痛の両方の症状が時間的に重なる頭痛もある。	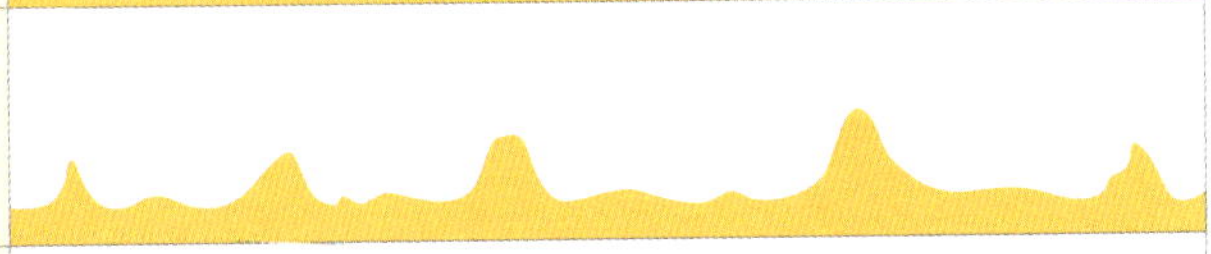
群発頭痛 １～２時間続く激しい頭痛が１～２カ月に渡って群発地震のように起こる頭痛。	
三叉神経痛 数秒間の鋭い痛みが数時間～１週間に渡り断続的に続く顔面痛（頭痛と表現されるものがある）。	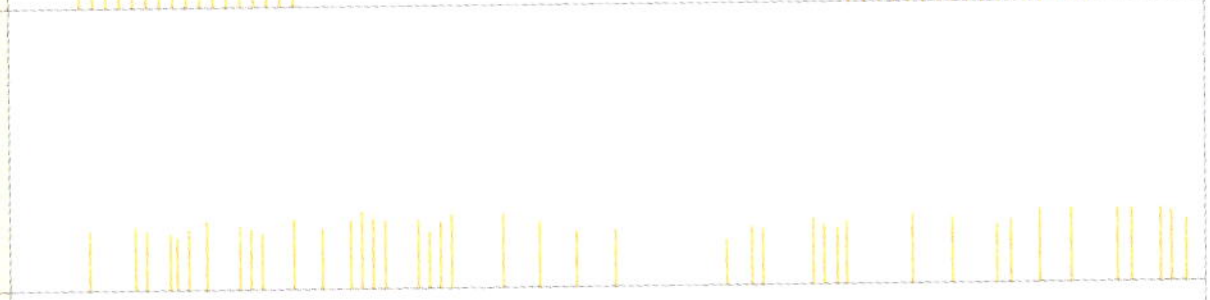
脳腫瘍 痛みが徐々に激しくなる頭痛。	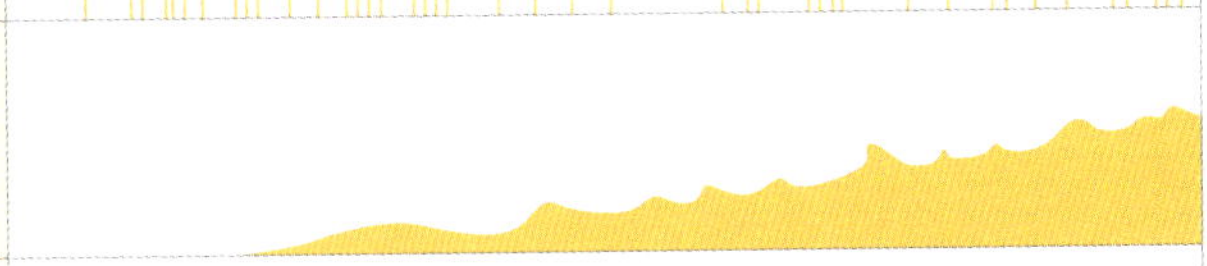
クモ膜下出血 突然起こる激しい頭痛。前ぶれがある事もある。	

一次性頭痛の診断方法

たとえば片頭痛は episodic に起こる、痛い時と痛くない時がはっきりしている。つまり痛くない日があるのが特徴です。私は頭痛外来で頭痛の患者さんが来られたら、「痛くない日もありますか?」と聞きます。それで痛くない日もあると言われたら、まずは心配のいらない頭痛だな、片頭痛かもしれないなと考えます。(↓P34 片頭痛の診断について)

だらだら痛いのは緊張型頭痛ですが、これが日に日に増悪する頭痛の場合には注意が必要です。脳腫瘍や慢性硬膜下血腫などの可能性があります。またベースにだらだらと続く頭痛(緊張型頭痛)があって生理前後に寝込む程のひどい頭痛(月経関連片頭痛)があるなどのいくつかの頭痛が重なっている患者さんも多くいます。

群発頭痛は眼の奥の痛みで群発期（1～2ヶ月）があって治ってしまい、また群発期がくるのが特徴で、多くは中年の男性で飲酒で悪化します。

また涙や鼻がでるなどの症状を伴う事もあります。

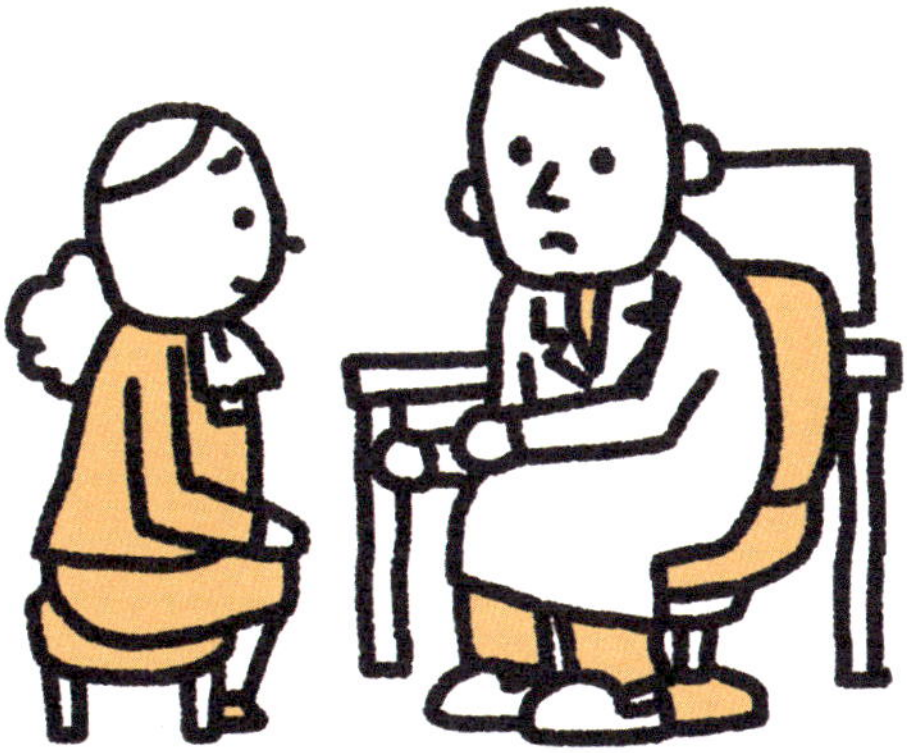

二次性頭痛の診断方法

くも膜下出血や脳出血は突然発症の頭痛でそれが続き、麻痺や意識障害などの神経学的異常所見を伴う事もあります。

頭部CTやMRIなどの画像診断は二次性頭痛の除外診断のために用います。多くの患者さんは一次性頭痛ですが、日に日に悪化する頭痛、突然発症で頭痛が続く患者さんは緊急に画像検査をする事をおすすめします。

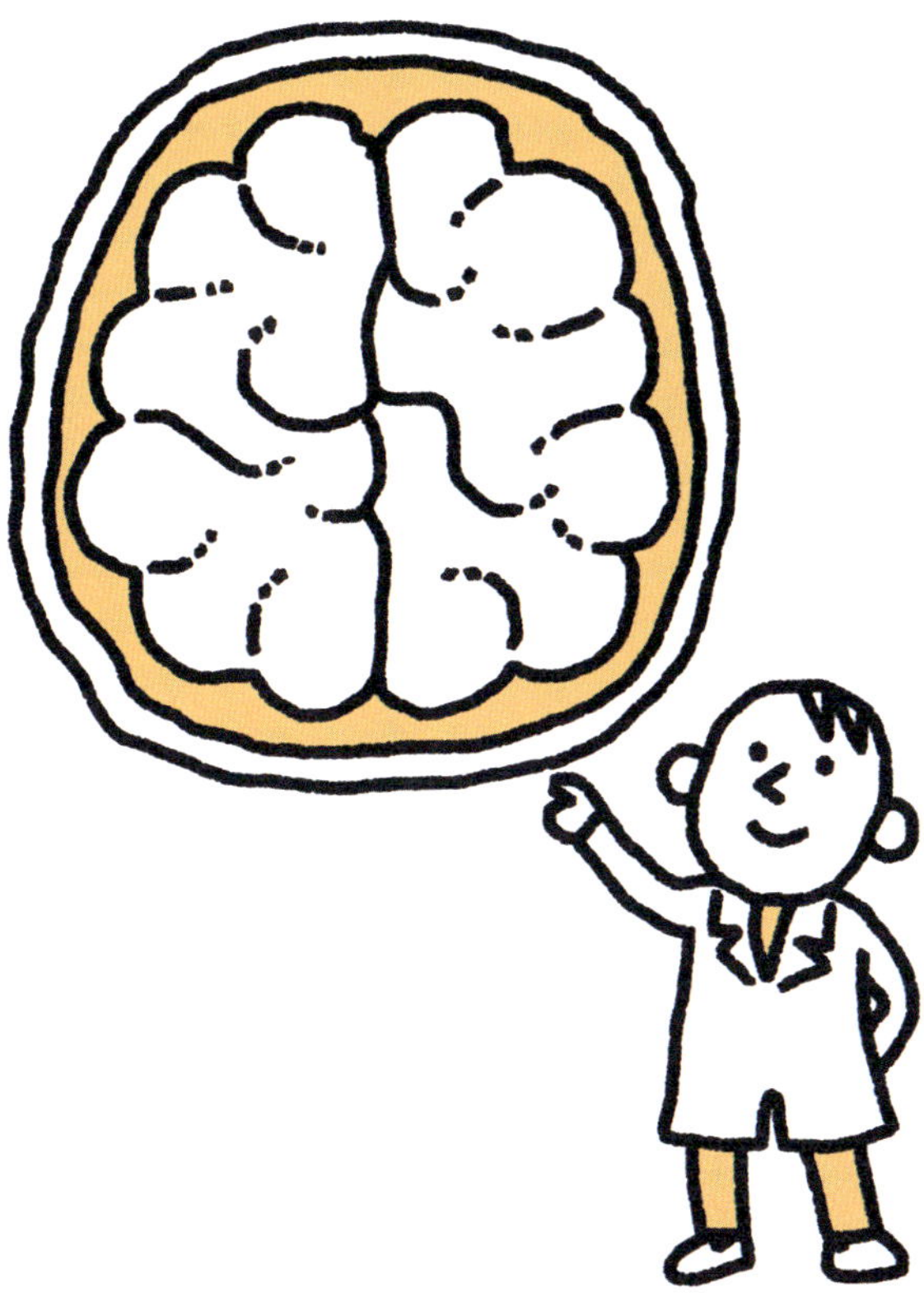

片頭痛の診断について

片頭痛の有病率は8.4%と緊張型頭痛の有病率22.4%と比べても低いと思われますが、実は頭痛外来を訪れる患者さんの多くは緊張型頭痛よりも片頭痛の患者さんです。これは緊張型頭痛は病院を受診するほどでもない我慢のできる範囲の頭痛である事が多く、片頭痛は日常生活に支障がでる程つらい事が多いため、受診に繋がる傾向があるからだと思われます。事実、私の頭痛外来でも7割くらいの患者さんには片頭痛の要素があると思われます。

しかし、現実的には多くの片頭痛の患者さんが見逃されています。これはおそらく片頭痛の前兆に頸や肩が張るという前兆があるため、患者さん自身が肩凝りや頸凝りからくる緊張型頭痛と判断していたり、せっかく病院を受診しても先生方に肩や頸が凝ってから頭痛がすると言うと緊張型頭痛ですねという事になって一般的な解熱鎮痛薬を処方されておしまいというケースも多くあると想像されます。

片頭痛は結構見逃されている

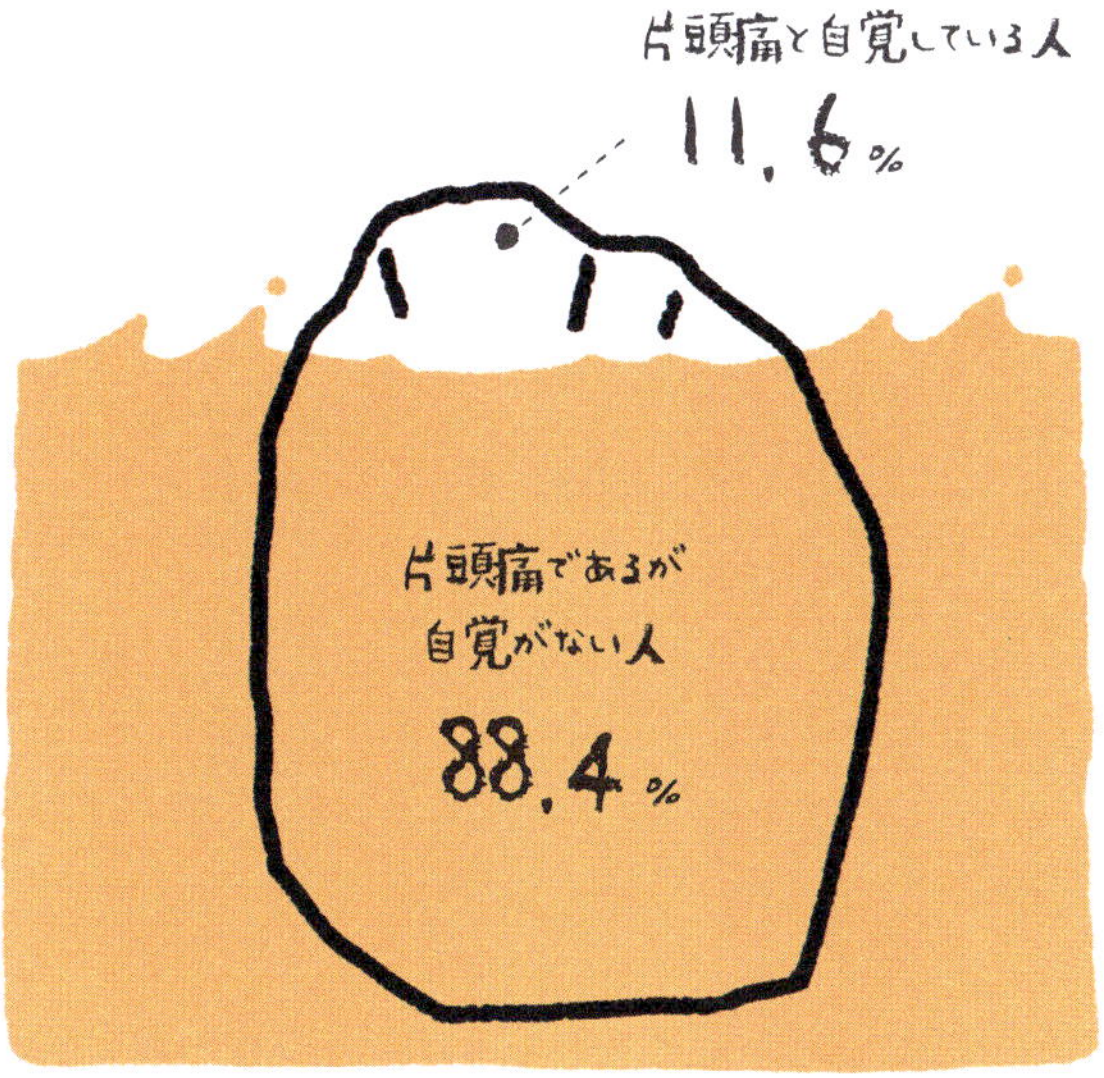

片頭痛ときちんと診断されている人は氷山の一角

片頭痛の特徴

左図が一般的な教科書に書かれている片頭痛の特徴です。
次ページから詳しく検証してみましょう。

片頭痛の特徴

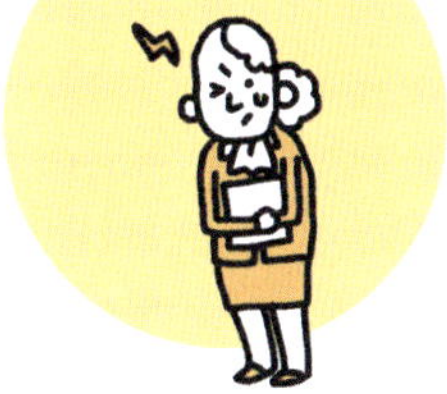

頭の片側が
脈打つように痛い

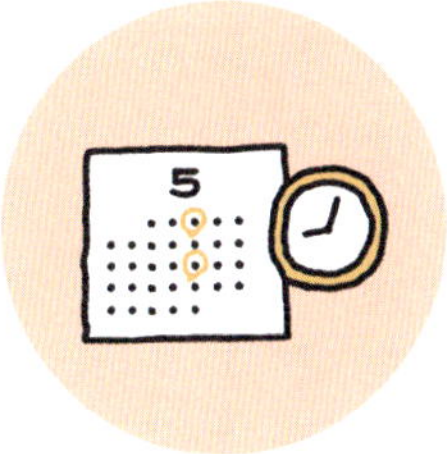

月に1回から数回
数日痛みが持続する

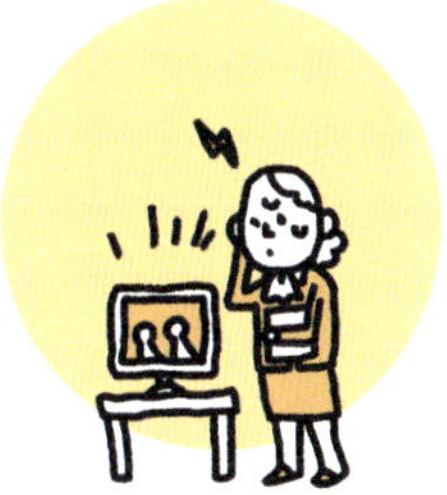

光や音に
敏感になる

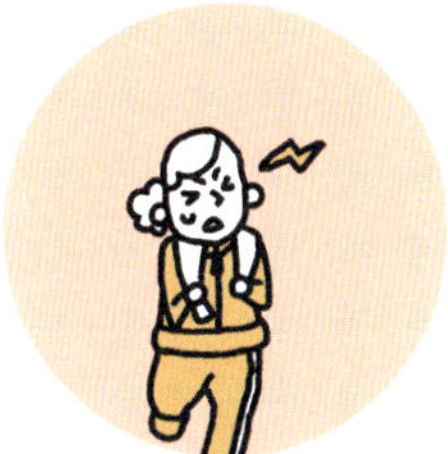

身体を動かすと
痛みが強くなる

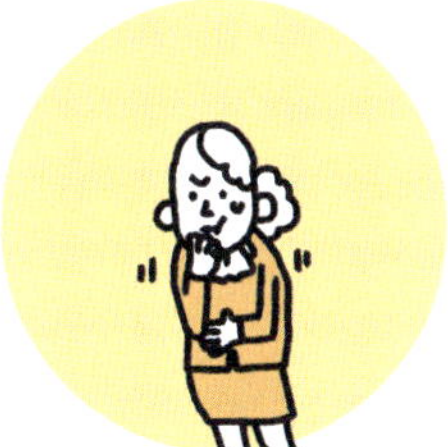

吐き気を伴う
実際に吐く事もある

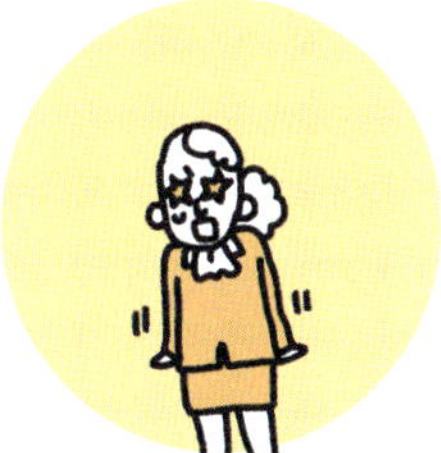

閃輝暗点

片頭痛の特徴1

頭の片側が脈打つように痛い？

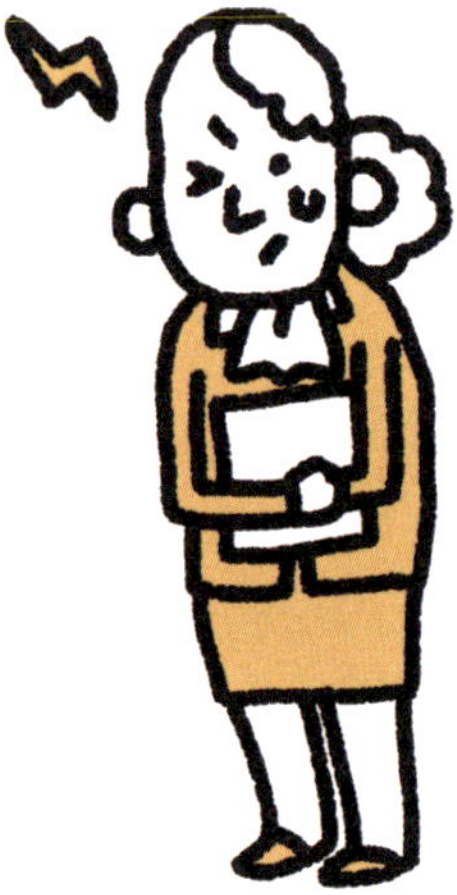

頭の片側が脈打つように痛い…果たしてそうでしょうか？実は両側や後頭部、頭全体が痛い場合もありますし、痛みが移動する場合もあります。

また脈打つような拍動性の頭痛以外でも締め付けるような圧迫感を訴える片頭痛の方もおられます。

片頭痛の特徴2

月に数回、数日痛みが持続する？

月に1回から数回、数日痛みが持続する…これはその通りです。

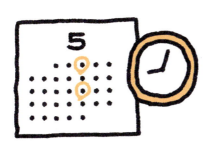

片頭痛の特徴は先程総論にも書きましたようにepisodicに起こるのが特徴です。つまり痛い時と痛くない時があるのです。

片頭痛の特徴 3

光や音に敏感になる?

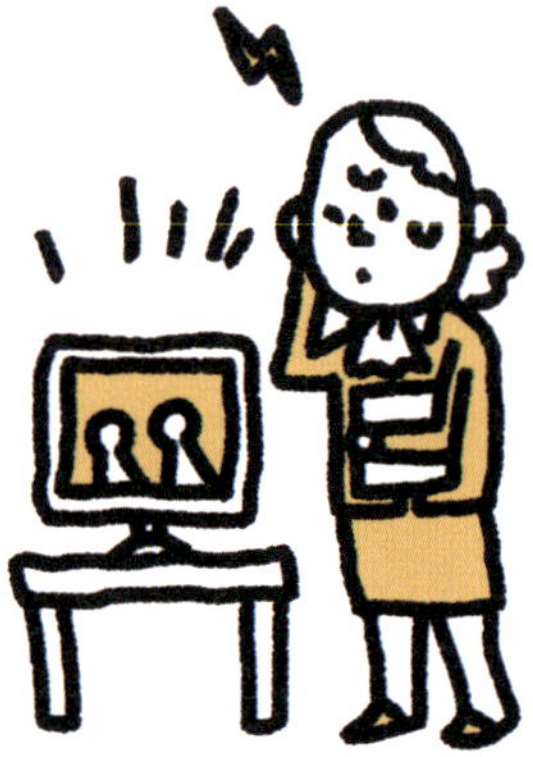

光や音に敏感になる…これはその通りなのです。たとえば光過敏の方は天気の良い日に人混みに行くと頭が痛くなる、音過敏の人は映画やコンサートで大きな音を聞くと頭が痛くなる、他にも臭い過敏の方もいてたばこや香水、ペンキの臭いなどで頭が痛くなる人もいます。

ただ、これら過敏症状が軽い方は自分で上記のような誘因に気付いていない方もいます。そのため、こちらからこんな事はないですか?と具体的に聞いてあげないと気付かない場合もあるのです。

片頭痛の特徴4

体を動かすと痛みが強くなる?

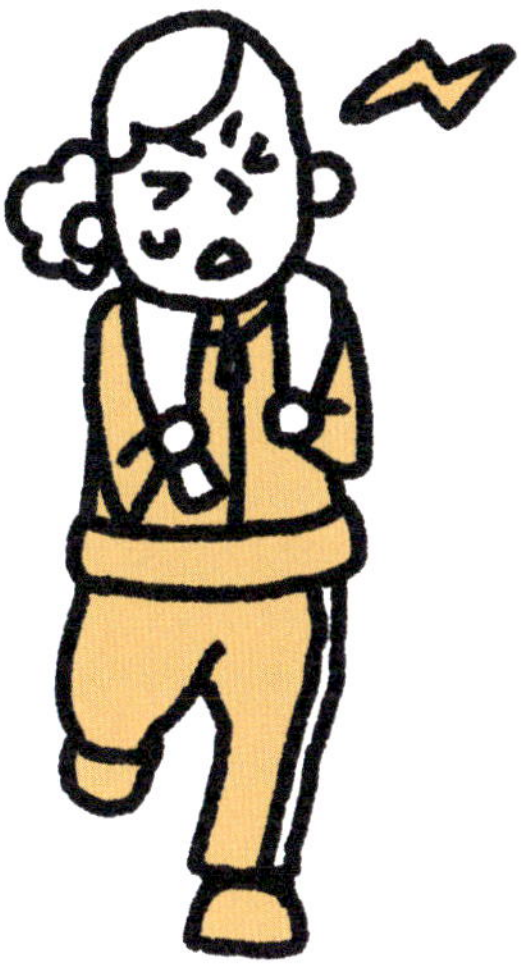

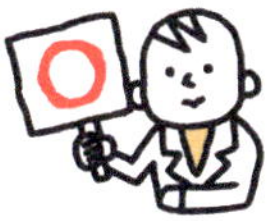

体を動かすと痛みが強くなる…これはその通りです。片頭痛の方は頭痛発作時には動作で頭痛が悪化するため安静にしていたくなります。

逆に動作で改善する頭痛はあまり悪い原因の頭痛ではありません。

片頭痛の特徴5

吐き気や嘔吐を伴う？

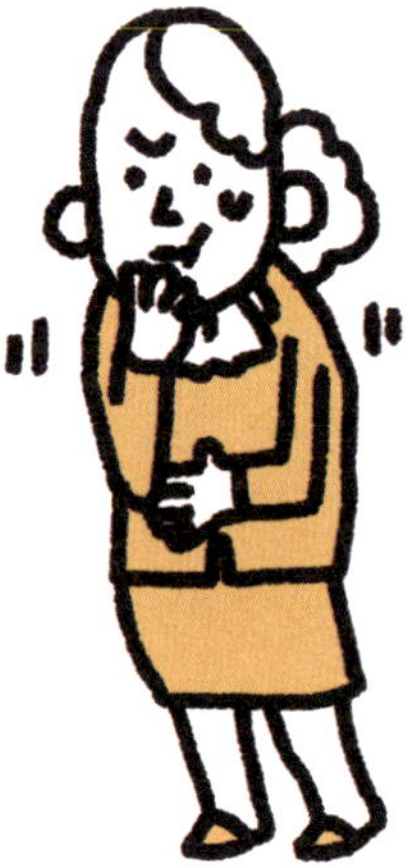

吐き気や嘔吐を伴う…これもその通りです。

ただ、すごく軽い片頭痛の方は頭痛だけで嘔気や嘔吐を伴わない方もおられます。

片頭痛の特徴 6

閃輝暗点？

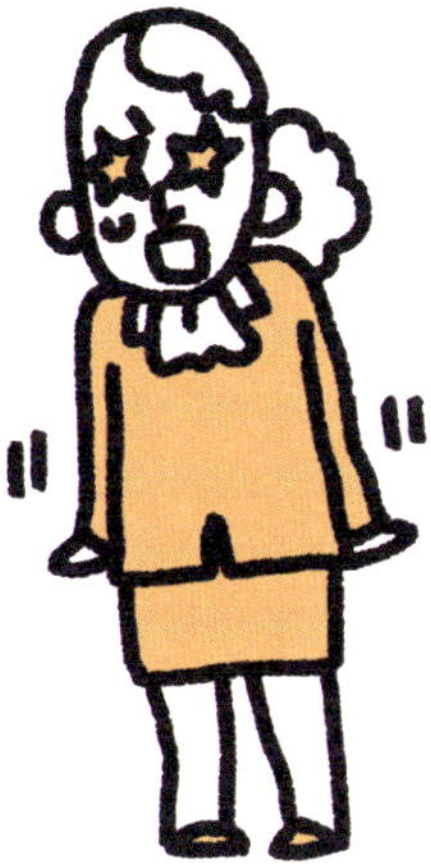

閃輝暗点…これは有名な視野がかけたり、光のちかちかが見えたりする片頭痛の典型的な前兆なのですが、実はこれは10人に1人くらいと閃輝暗点がない人のほうが多いのです。

片頭痛の特徴 まとめ

以上をみてきますと片頭痛の可能性が高い患者さんを見つけ出す、私が実践しているたった二つの質問があります。それは頭痛が

①episodicである事、つまり頭痛の患者さんが来たら、「痛くない日もありますか?」と聞く事です。次ぎに

②動作で悪化する事、つまり頭痛が起こっているときに安静にしておきたいかどうか「頭痛のときは動くと頭痛は改善しますか?それとも動くと辛くなるので安静にしておきたいですか?」と聞く事です。

この二つがあてはまれば、まずは片頭痛の要素があると考え、片頭痛の治療を始めても良いと思われます。

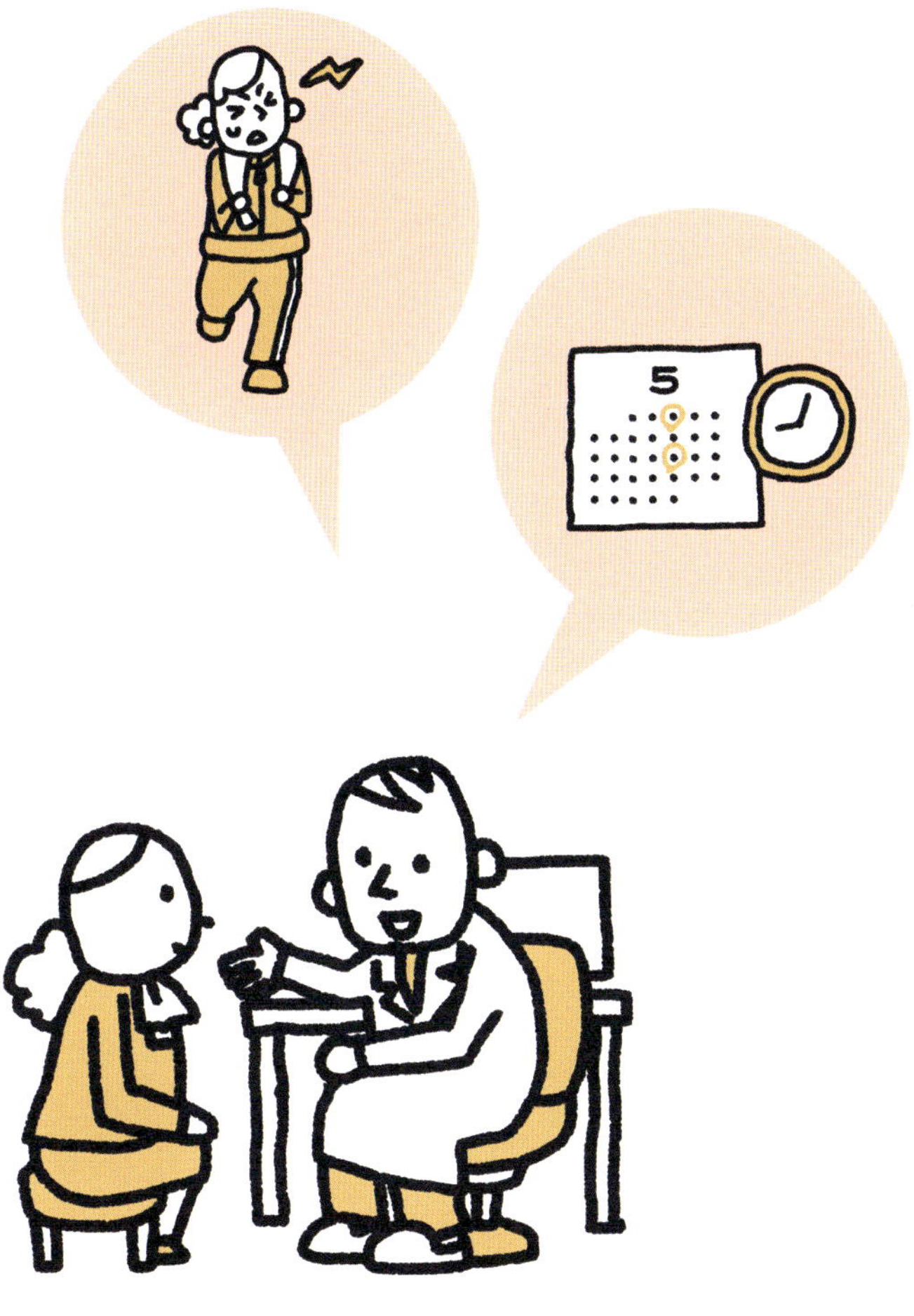
5

コラム

片頭痛の知覚過敏について

片頭痛の患者さんには光過敏や音過敏、臭い過敏などの知覚過敏がある人があります。
これは脳の能力が高い事の証なのです。

私は患者さんに、「片頭痛の患者さんは脳の能力が高く、アンテナの感度が良いのですよ」と説明しています。つまり他の人には分からない事でも分かるすぐれた能力が備わっているという事です。歴史上の有名な人物も片頭痛であった可能性が言われています。

例えば卑弥呼や上杉謙信などもそうです。卑弥呼や上杉謙信は雨が降ってくるのが事前に分かったと言われています。私の患者さんにもまるで天気予報のようにご自分の頭痛で天気が分かるという方が多くいます。卑弥呼は田植えの時期などを占う上でいつ雨が降るのかが分かれば占い師としてはとてもすばらしい能力であったと思われますし、上杉謙信も雨が降るか、降らないかで戦い方が変わり、事前にそれが分かれば戦う上でとても有利で戦い上手であったと考えられるのです。

つまり、片頭痛の患者さんは症状自体は辛いものですが、それだけ脳の能力が高いと自信を持って貰えればと思います。脳の能力が高い、すなわち情報をとる能力が高いので、情報を取り過ぎてしまい、脳が疲れて頭痛を起こしてきてしまいます。だから私は患者さんには「頭痛予防という面では、できるだけ脳を休ませる事が大切です」とお話しています。

具体的には「夜はテレビを消して、電気も暗くして、スマホやパソコンなども触らず静かな生活をして脳を休ませてあげてください」とお話しています。昔ながらのお日様が昇ったら活動して暗くなれば休む生活をできる範囲で心がけてみるのもよいと思います。

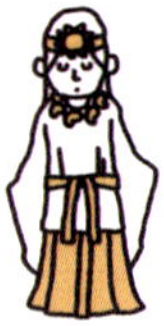

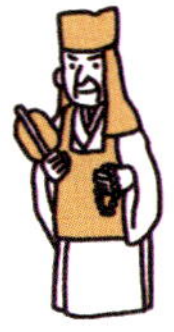

自分の頭痛を知ってもらう

頭痛ダイアリーをつける

自分がどんな時に頭痛が起こりやすいか、またどのくらい鎮痛薬を飲んだかなどを把握するのに頭痛ダイアリーをつける事をおすすめします。

この事によって患者さん自身が頭痛治療に参加してもらう（自分の頭痛を治すのは自分だという意識をもってもらう）事が大切です。

頭痛ダイアリー

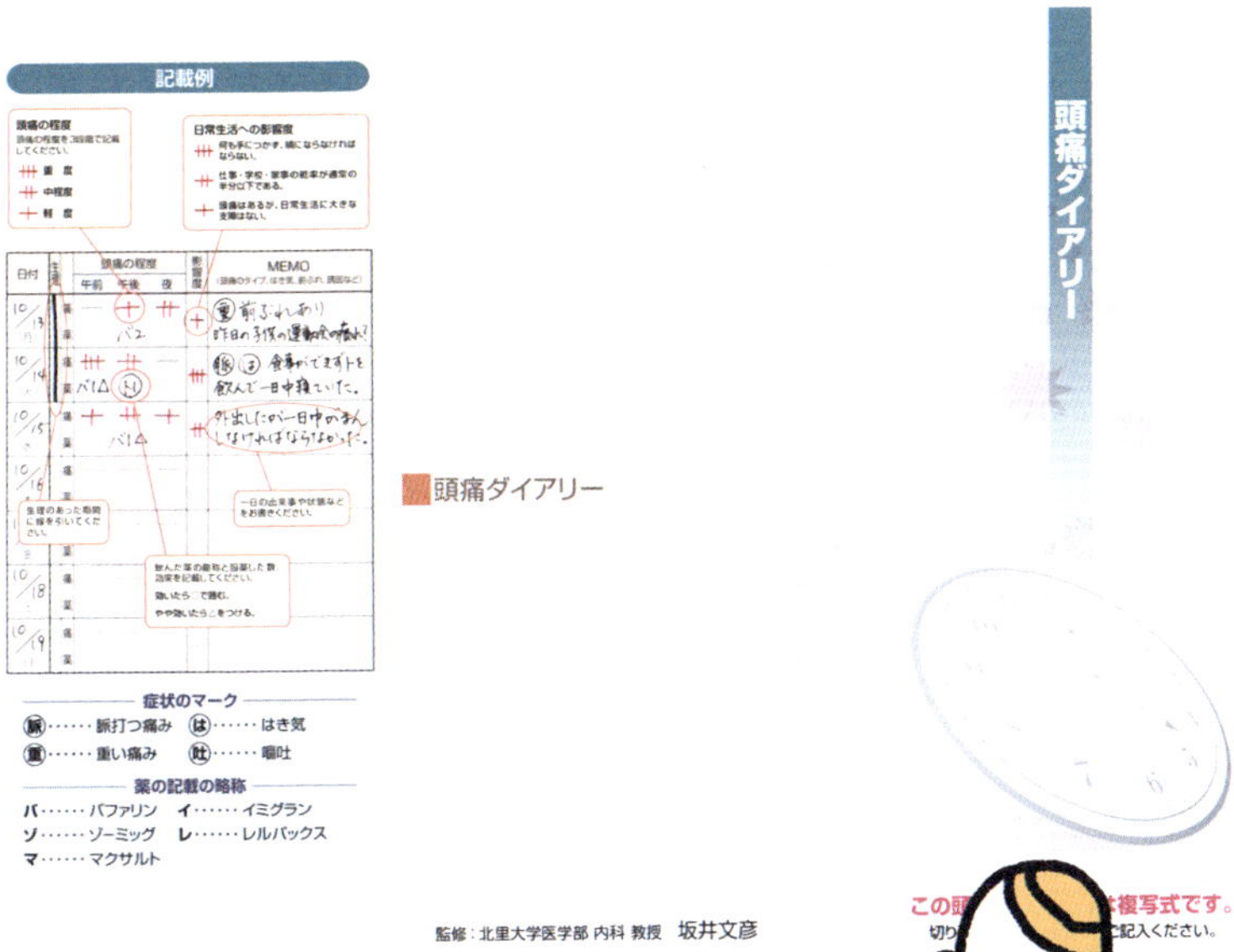

頭痛ダイアリー

記載例

頭痛の程度
頭痛の程度を3段階で記載してください。
卅 重度
廾 中程度
十 軽度

日常生活への影響度
卅 何も手につかず、横にならなければならない。
廾 仕事・学校・家事の能率が通常の半分以下である。
十 頭痛はあるが、日常生活に大きな支障はない。

日付	生理		頭痛の程度 午前	午後	夜	影響度	MEMO（頭痛のタイプ、はき気、前ぶれ、誘因など）
10/13		痛	—	十	廾	十	重 前ぶれあり
		薬		バ2			昨日の子供の運動会の疲れ?
10/14		痛	卅	廾	—	卅	脈 は 食事ができずトを
		薬	バ1△	レ1			飲んで一日中寝ていた。
10/15		痛	十	廾	十	廾	外出したが一日中がまん
		薬		バ1△			しなければならなかった。
10/16		痛					
		薬					
10/18		痛					
		薬					
10/19		痛					
		薬					

生理のあった期間に線を引いてください。

一日の出来事や状態などをお書きください。

飲んだ薬の略称と服薬した数治療を記載してください。
効いたら○で囲む。
やや効いたら△をつける。

症状のマーク
脈……脈打つ痛み　は……はき気
重……重い痛み　吐……嘔吐

薬の記載の略称
バ……バファリン　イ……イミグラン
ソ……ゾーミッグ　レ……レルパックス
マ……マクサルト

監修：北里大学医学部 内科 教授　坂井文彦

この頭…は複写式です。
切り…ご記入ください。

ダイアリーをつける時のコツ

慢性頭痛の患者さんは悪気はないのですが、その患者さん自身に何かしらの頭痛になりやすい生活習慣がある事が多いです。たとえば、運動不足、長時間同じ姿勢で作業をしている。睡眠が寝不足や寝過ぎなどで不規則。片寄った食生活、テレビやパソコン、スマホなどの使い過ぎなどです。その悪い生活習慣に気付き、自分でその習慣を改善してもらう事が一番大切です。

そのためには例えば子供さんであっても自分で頭痛ダイアリーをつけてもらう事が大切です。両親がつけたのではあまり意味がありません。たとえば、頭痛ダイアリーでなくても日記のような形でも良いですし、痛いときの絵でもかまいません。また毎日真面目にかけなくてもかける時だけでもかまいません。ストレスなく本人が継続し、本人が頭痛を治したいと思い治療に協力（頭痛が治るように良い生活習慣を実践する）してくれるようにする事が大切です。

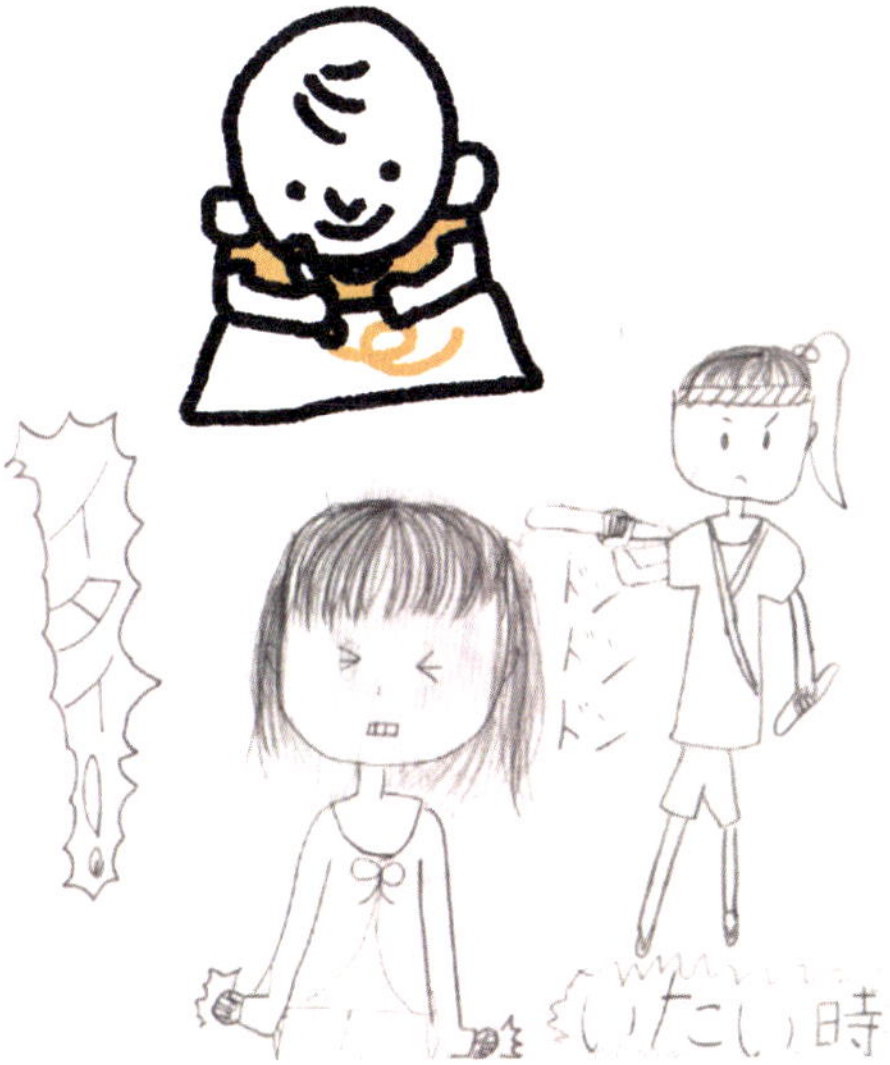

絵

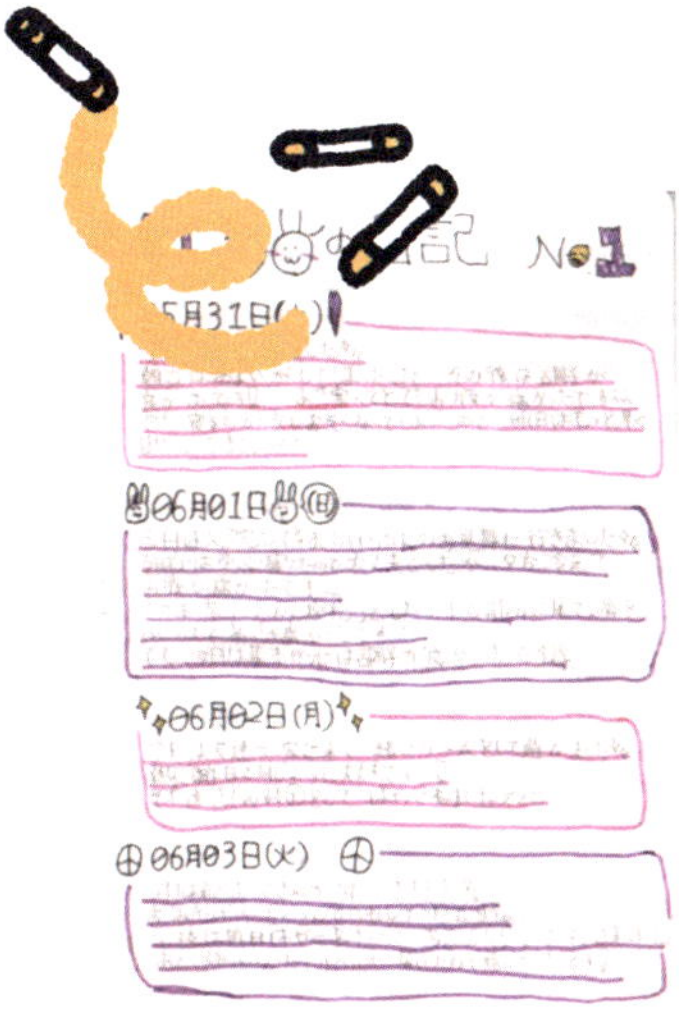

日記

頭痛の西洋薬治療

西洋薬治療には

治療薬には大きく分けて頓服薬（痛い時に飲み、痛みや吐き気を軽減するお薬）と予防薬（しばらく継続して飲む事によって頭痛の頻度を減らしたり、強度をやわらげたりするお薬）に分かれます。

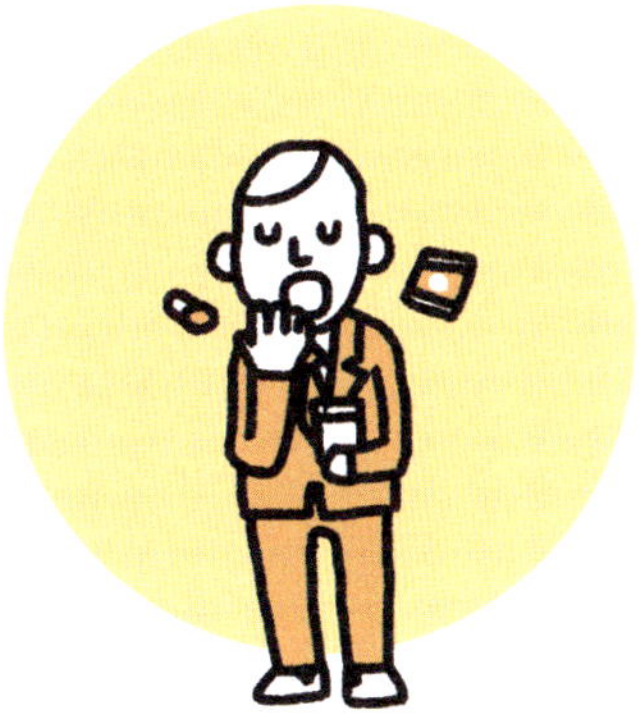

頭痛を
予防するための薬

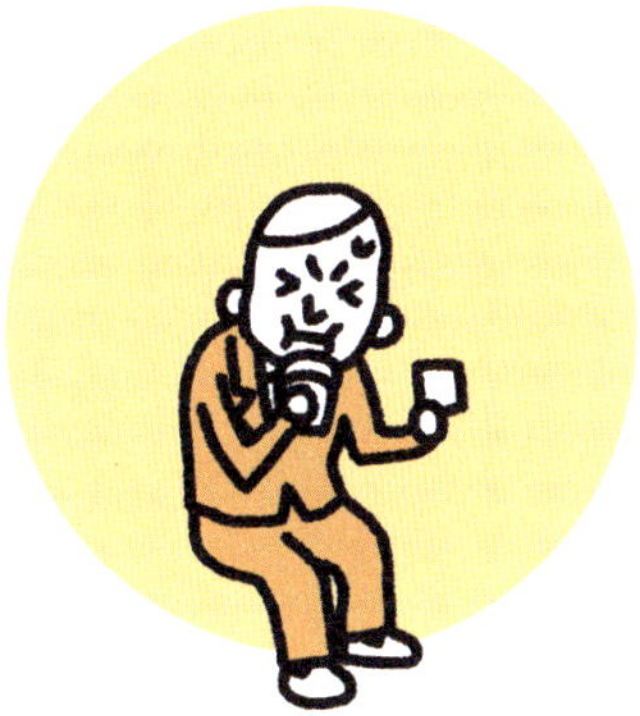

痛い時に
飲む薬

頓服薬

頓服薬としては

●消炎鎮痛薬（アセトアミノフェン、イブプロフェン、メフェナム酸、ロキソプロフェンナトリウムなど）、

●片頭痛にはトリプタン製剤（リザトリプタン、スマトリプタン、ゾルミトリプタン、エレトリプタン、ナラトリプタン）があります。また吐き気止めなどを併用する場合もあります。

これらの使い分けは

●消炎鎮痛薬は小児や妊婦、授乳婦さんにはアセトアミノフェンやイブプロフェンが推奨されます。

●その他の解熱鎮痛薬やトリプタン製剤では$t_{1/2}$（効果の持続時間）やTmax（効果発現までの時間）などを考慮して患者さんの頭痛の発作にあったものを使用します。

頓服薬の使い分け

消炎鎮痛薬	アセトアミノフェン	小児や妊婦、授乳婦さんに推奨
	イブプロフェン	
	メフェナム酸	$t_{1/2}$ や Tmax などを考慮して患者さんの頭痛の発作にあったものを使用
	ロキソプロフェンナトリウム	
片頭痛にはトリプタン製剤	リザトリプタン	
	スマトリプタン	
	ゾルミトリプタン	
	エレトリプタン	
	ナラトリプタン	

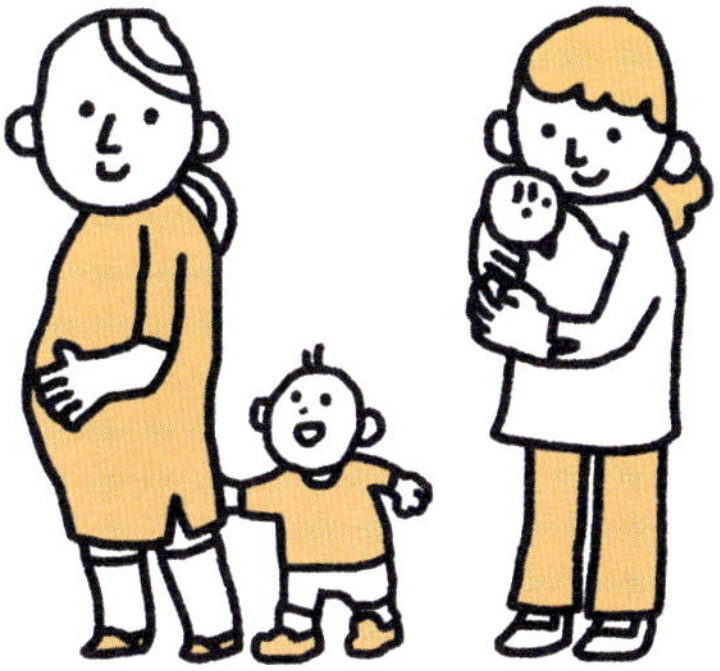

例えば、マクサルトで効果があるが、切れるとまた痛くなるため、日に3，4度飲みたいという場合があり、少し長く効くゾーミックや、レルパックス、アマージなどに変更していきます。またスマトリプタンには点鼻や注射があり、片頭痛発作時に吐き気がひどく口から内服できない患者さんには点鼻や注射を使用するのもよい適応です。

またトリプタン製剤には特有の眠気やだるさ、胸の苦しさなどの副作用がでる場合があり、そのような場合にはレルパックスやアマージは比較的それらの副作用が出にくいため、使用してみるのもよいかもしれませんね。

その患者さんそれぞれに合ったトリプタンがありますので、極端な事を言えば、全種類試して一番合うものを探してあげればよいと思います。私の患者さんで、マクサルトはすぐに良く効くのだけれど眠気の副作用がでるため、職場ではレルパックスで我慢して、休みの日はマクサルトを飲んでいますという方もいます。このようにＴＰＯに応じてトリプタンを使い分ける事もできますね。

また片頭痛発作時には吐き気がひどくて消炎鎮痛薬や制吐剤ですら飲めない場合には坐薬製剤を使用する場合もあります。

トリプタン製剤の特徴

商品名		マクサルト	イミグラン	ゾーミック	レルパックス	アマージ
		リザ トリプタン	スマ トリプタン	ゾルミ トリプタン	エレ トリプタン	ナラ トリプタン
$t_{1/2}$（hr）		2.0	2.0	3.0	5.0	5.0-6.3
Tmax（hr） 片頭痛非発作時		1.0	2.0	1.8-2.5	1.4-1.8	2.0-3.0
片頭痛発作時		1.0	2.5	4.0	2.8	-
生物学的利用率（%）		40	14	40	50	63-74
代謝排泄	主要経路	MAO	MAO	CYP450	CYP3A4	腎排泄 70%
	副次経路			MAO		CYP450

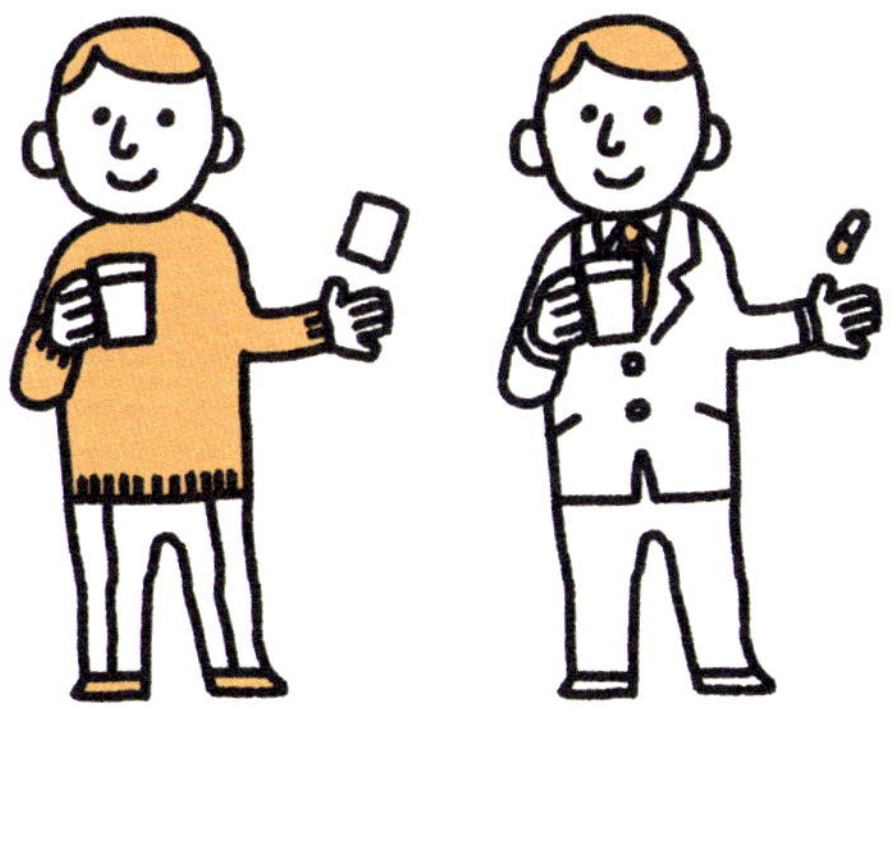

ここでトリプタン製剤の使用にはひとつ注意点があります。

トリプタン製剤は鎮痛薬ではなく、それ以上発作を悪化させない、頭痛を増悪させないお薬ですので、痛くなってから内服しても効果が薄れます。そのため、少し痛い（このくらいの痛みならまだお薬をのまなくても我慢できる）段階ですぐに飲む必要があります。

高いお薬ですので、この事をよく説明しておかないと患者さんはこんな高い薬をこのくらいの頭痛では使用するのはもったいないと思ってすごく痛くなってから内服し、値段の割にはあまり効果がないという事になってしまいますので、左図のように飲むタイミングをくれぐれもよく説明しておく事が必要です。

トリプタン製剤を飲むタイミング

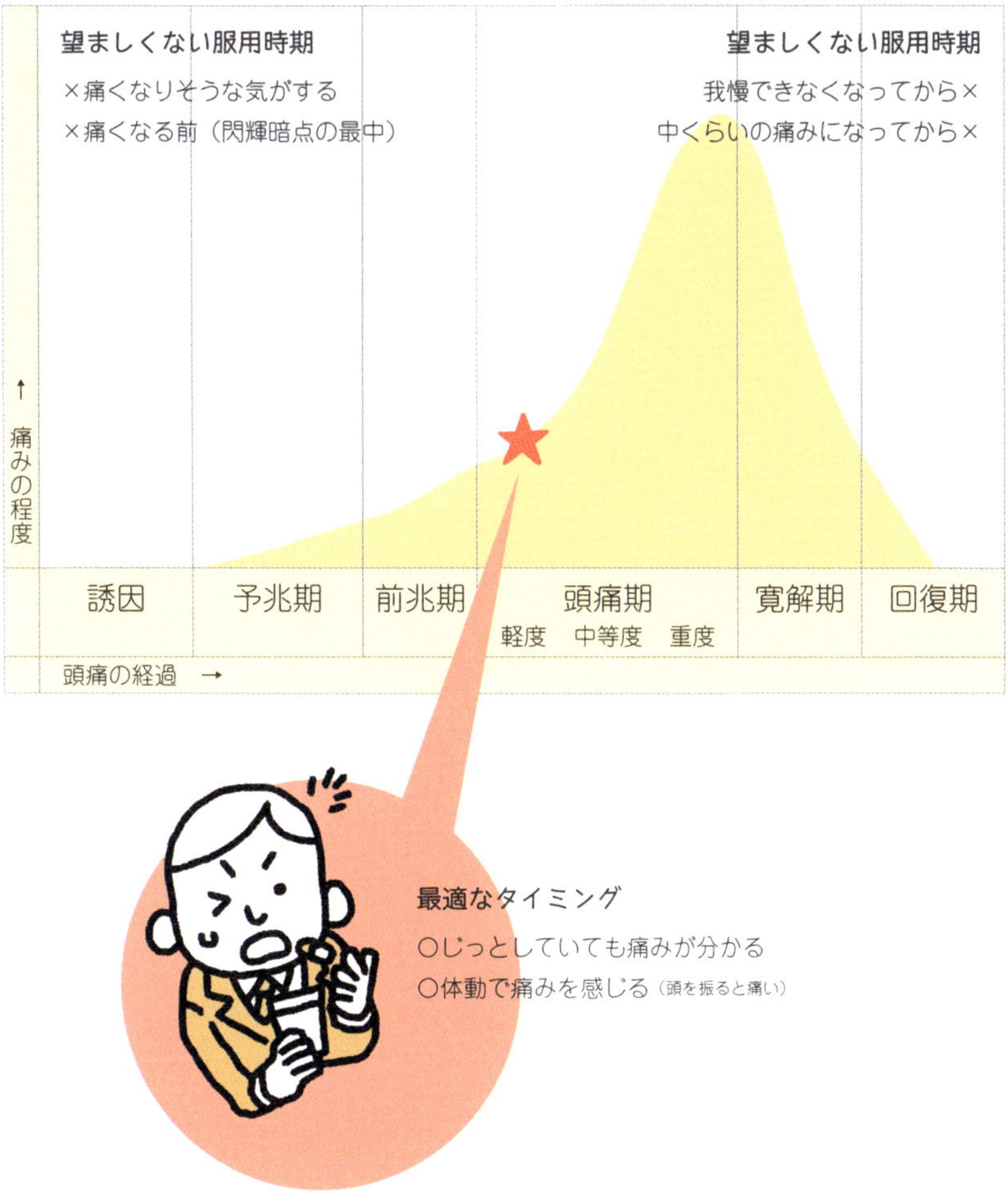

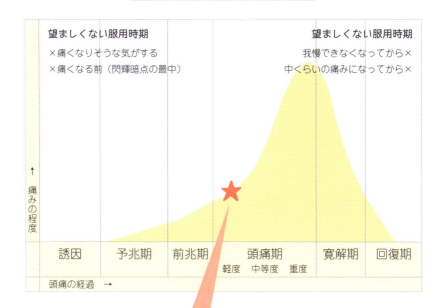

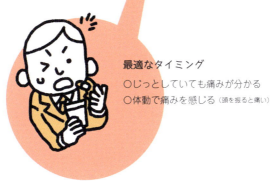

予防薬

予防薬としては左図のように色々とあるのですが、以下に私なりの使い分けをお示ししますね。

緊張型頭痛では筋弛緩薬（塩酸エペリゾン）、抗不安薬（エチゾラム）、抗うつ薬（アミトリプチリンなど）を使用する場合もあり、筋弛緩薬や抗不安薬は頓服的に用いても効果があります。

片頭痛では抗うつ薬（アミトリプチリン）、抗てんかん薬（バルプロ酸ナトリウム）、β-ブロッカー（プロプラノロール）、Ca拮抗薬（塩酸ロメリジン）などを使用します。

予防療法薬効群

Group 1（有効）	Group 2（ある程度有効）	Group 3（経験的に有効）	Group 4（有効、副作用に注意）	Group 5（無効）
アミトリプチリン	抗てんかん薬	軽度～中程度の副作用		
バルプロ酸	Topiramate		フルナリジン	カルバマゼピン
プロプラノロール	Gabapentin	フルボキサミン	Methysergide	クロナゼパム
チモロール		イミプラミン	ジヒドロエルゴタミン	クロニジン
	β遮断薬	ノルトリプチリン		インドメタシン
	アテノロール	パロキセチン		ニフェジピン
	メトプロロール	スルピリド		アセプトロール
	ナドロール	トラゾドン		ピンドロール
		ミアンセリン		アルプレノロール
	抗うつ薬	クロミプラミン		オキシプレノロール
	fluoxetine	ジルチアゼム		
		イブプロフェン		
	Ca 拮抗剤	ロキソプロフェンナトリウム		
	ロメリジン	エナラプリル		
	ベラパミル			
	NSAIDs			
	アスピリン			
	ケトプロフェン			
	ナプロキセン			
	ACE 阻害薬 /ARB			
	リシノプリル			
	カンデサルタン			
	その他			
	Feverfew			
	マグネシウム製剤			
	ビタミン B_2			

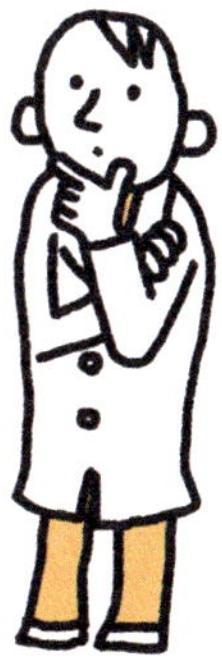

アミトリプチリンは緊張型頭痛にも効果があるため、肩こりやうつ傾向のある人に、バルプロ酸ナトリウムは気分安定効果があるため、気分の浮き沈みがある人や閃輝暗点(後頭葉の興奮)がある人に、プロプラノロールは血圧が高めの人などに使用し、抗うつ薬や、抗てんかん薬で眠気の副作用がでやすい人には塩酸ロメリジンなどを使用します。

アミトリプチリンではトリプタノール10mgの半錠5mg寝る前くらいからバルプロ酸ナトリウムではデパケンR200mg寝る前くらいから始め2週間くらいで効果が現れる事が多いです。

塩酸ロメリジンではミグシス5mg2錠朝夕分2くらいから開始して2~3ヶ月くらいで効果が出てくる事が多いですね(逆に効果がでるのに時間がかかる事を説明しておかないと患者さんが効果がないと思ってやめてしまう場合があります。2~3ヶ月でうまくいけば頭痛の頻度が半分から1/3くらいになると説明しています。)

予防薬の使い分け

	頓服使用	緊張型頭痛	片頭痛	備考
筋弛緩薬（塩酸エペリゾン）	○	○		
抗不安薬（エチゾラム）	○	○		
抗うつ薬（アミトリプチリン）		○	○	肩こりやうつ傾向のある人に
抗てんかん薬（バルプロ酸ナトリウム）			○	気分の浮き沈みがある人や閃輝暗点（後頭葉の興奮）がある人に
β‐ブロッカー（プロプラノロール）			○	血圧が高めの人などに使用
Ca 拮抗薬（塩酸ロメリジン）			○	抗うつ薬や、抗てんかん薬で眠気の副作用がでやすい人に

抗うつ薬や抗てんかん薬を投与する際には頭痛学会のガイドラインでGroup1（最も効果が期待できる）に推奨されているお薬である事、患者さんには片頭痛でうつ病やてんかんではない事を十分説明し、片頭痛で保険が適応される事、安定すれば減薬、中止できる事、お薬の副作用よりも頭痛を放置しておくほうが生活に支障がでる事を十分説明しておく事が大切です。

頭痛の漢方薬治療

頭痛の漢方薬治療

日本頭痛学会の慢性頭痛の診療ガイドライン二〇一三には頭痛に有効な漢方薬として呉茱萸湯《ごしゅゆとう》、桂枝人参湯《けいしにんじんとう》、釣藤散《ちょうとうさん》、葛根湯《かっこんとう》、五苓散《ごれいさん》の5つが推奨されています。

どのように推奨されているかと言うと『漢方薬は予防薬あるいは急性期治療薬として長期にわたり使用されており、経験的あるいは伝統的には効果・安全性の両面から有用であると評価されている。これらを裏付ける科学的エビデンスも近年蓄積されつつあり、予防薬として推奨可能である（エビデンスレベル　グレードB）』となっています。

ここで大切なのは効果はもちろん、安全性の両面からも有用であるとされている点です。

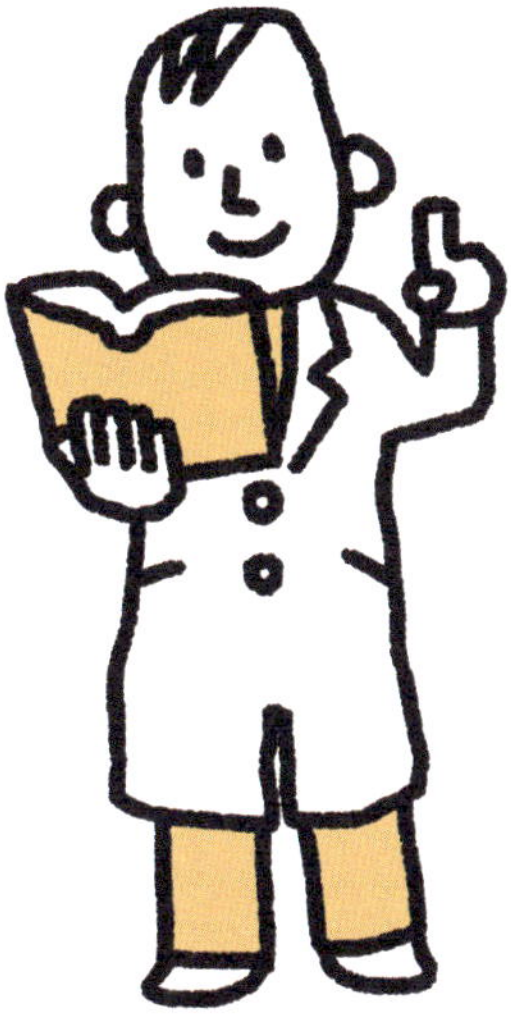

漢方薬の安全性

頭痛自体は一般的には年齢とともに、軽減したり、治ってしまったりしていずれは内服をやめられる可能性が高い疾患ですが、それでも人によっては数十年飲み続ける事になる可能性があります。

この場合新薬では何十年飲んで大丈夫かどうかは残念ながら今の段階では分からず、今後飲んでいる患者さんのデータを蓄積して結果が出てくるものになってきてしまいます。

しかし、ここにあげられた漢方薬は古くは2千年前から内服され続け、動物実験ではなく、人体でのデータが蓄積された方剤でそういう意味では非常に有効性と安全性が担保されたお薬という事になると思います。

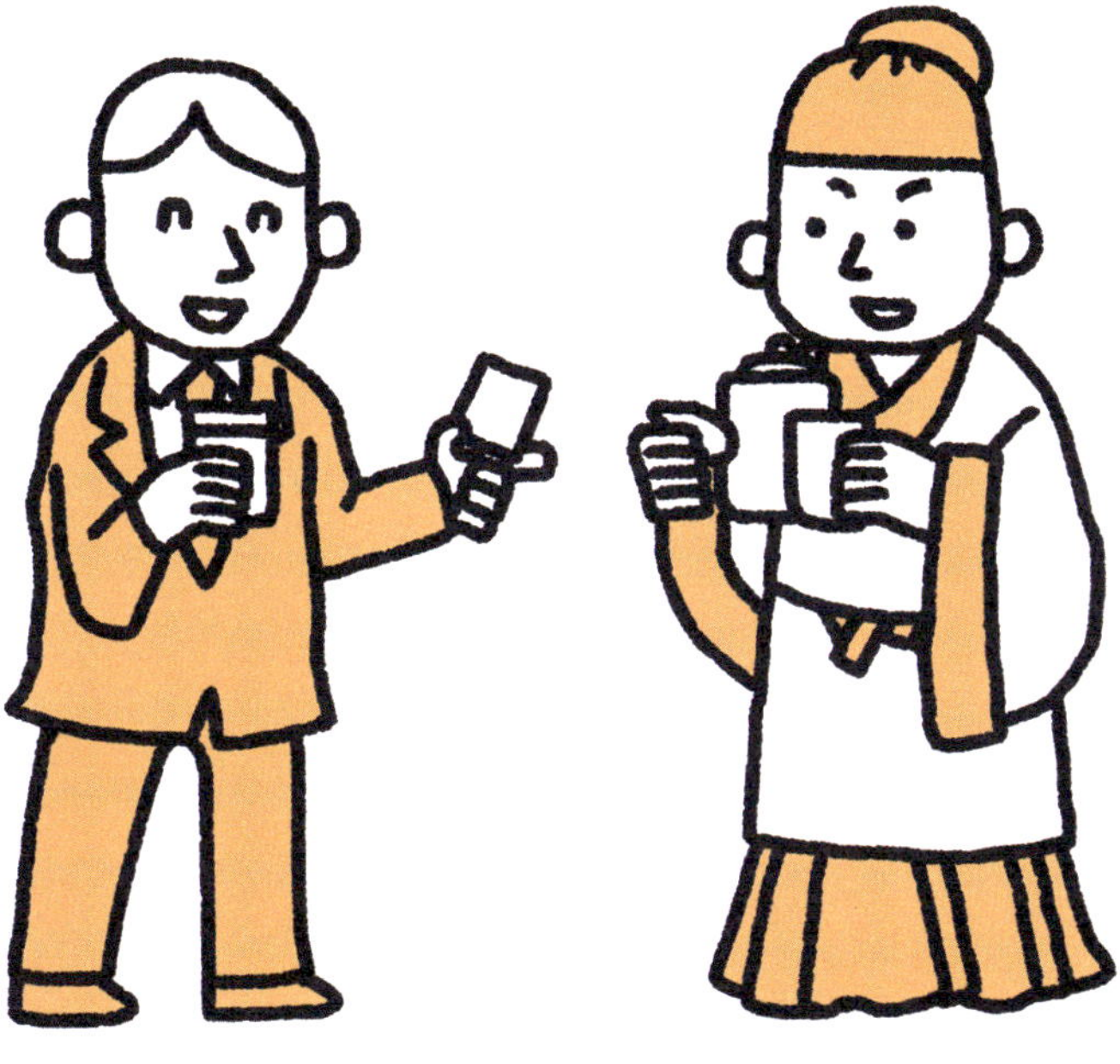

漢方薬の使い分け

ここでは予防薬として推奨可能であるとされていますが、実臨床では呉茱萸湯、葛根湯、五苓散は頓服薬として使用しても効果があります。

ただ残念なのはこのガイドラインには上記5つの漢方薬のエビデンスの出所の論文は載っていますが、これら方剤をどのように使い分ければ良いのかという事は載っていません。これでは漢方初心者の先生方にとってはこれら方剤をどのように使い分けすれば良いのかがガイドラインをみてもわからないという事になってしまいます。

それで私の独断と偏見で私なりの使い分けを以下に書いてみます。

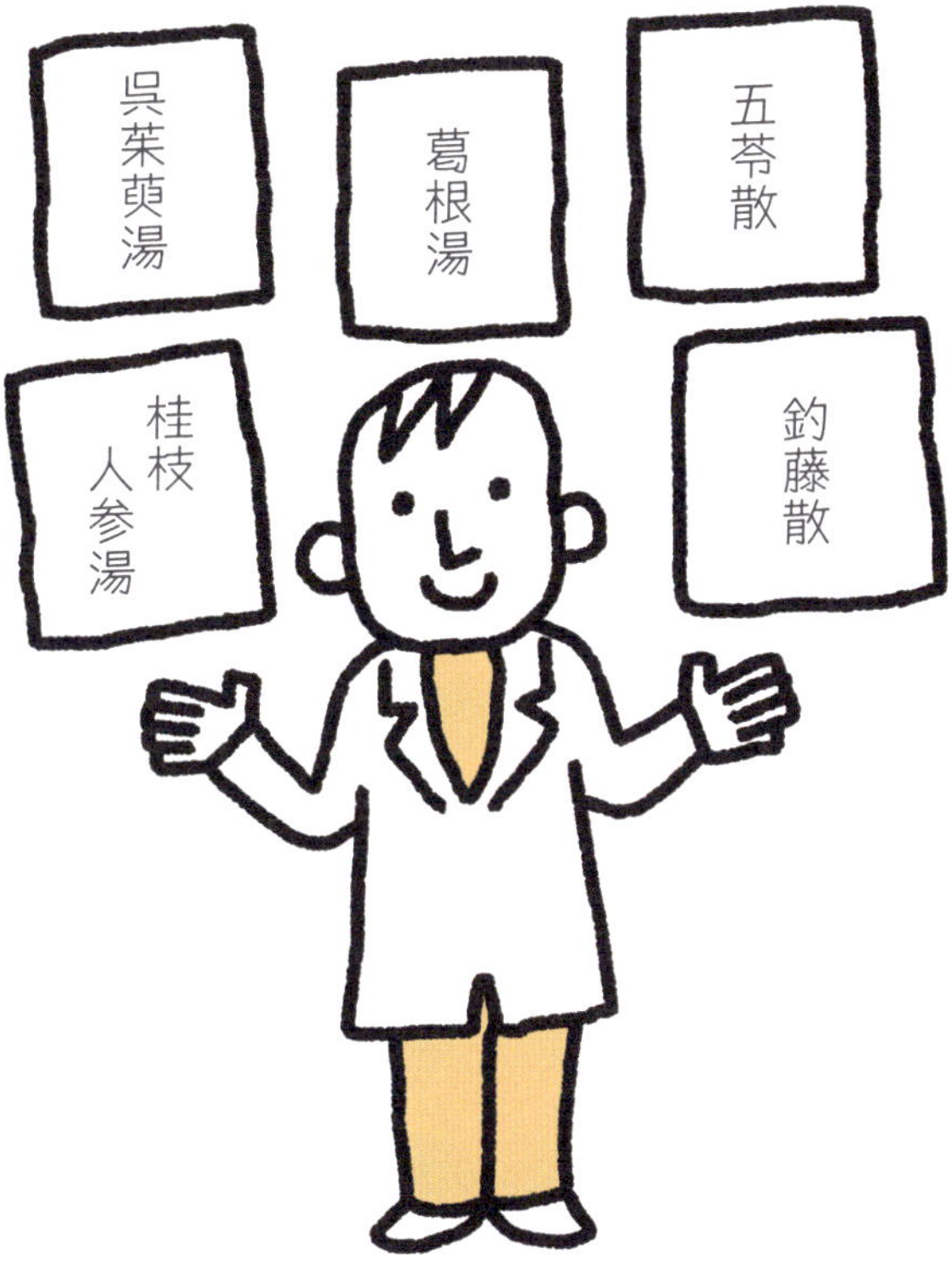
呉茱萸湯
葛根湯
五苓散
桂枝人参湯
釣藤散

呉茱萸湯《ごしゅゆとう》

呉茱萸湯は呉茱萸、人参、大棗、生姜と温めて痛みと吐き気をとる生薬の組合せからなっていますので、冷えていて頭が痛く、悪心、嘔吐のある人に適しています。片頭痛の方の多くは冷え症、低血圧の女性が多く、片頭痛の発作時は悪心、嘔吐がある人も多くいますので、呉茱萸湯は典型的な片頭痛の方にぴったりの方剤です。

定期的に内服しても良いですし、片頭痛の発作時に頓服で使用しても効果があるため、私は呉茱萸湯5g朝夕分2食前くらいと定期処方し、片頭痛発作時には一日量最大6包(15g)くらいまでを頓服で追加して飲むように勧めています。手足やお腹の冷えやお腹の痛みがある人にも効果的です。

※赤字の生薬は温める性質、水色は冷やす性質、黒は温めも冷やしもしない生薬

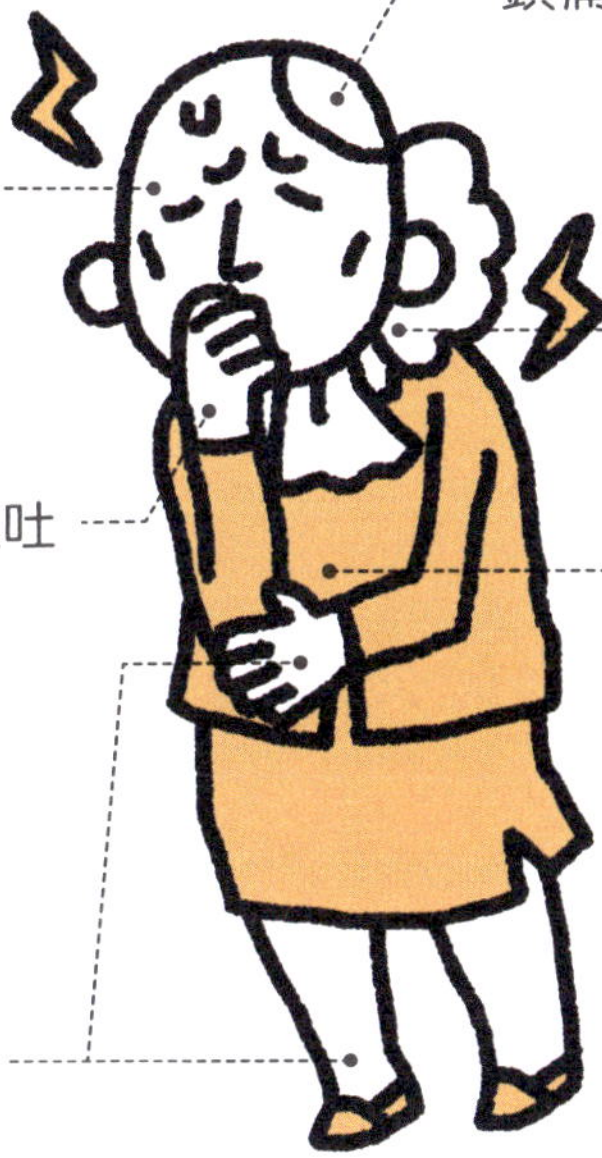
頭痛
倦怠感・
意欲低下
項・肩のこり
悪心・嘔吐
腹痛・月経痛
手足の冷え

はじめて内服される方には呉茱萸が苦いため呉茱萸湯は飲みにくい方剤ですが、外来で1包お湯で溶いて試飲させるとよいでしょう。

またこの方剤で効果がでる人は呉茱萸湯を嫌がらずに飲める方が多いですね。中には美味しく飲んでいるという方もおられます。

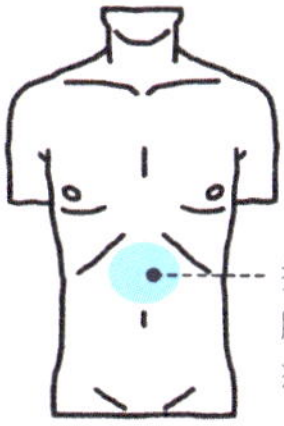

腹力やや弱

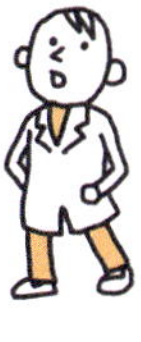

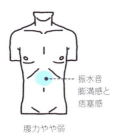

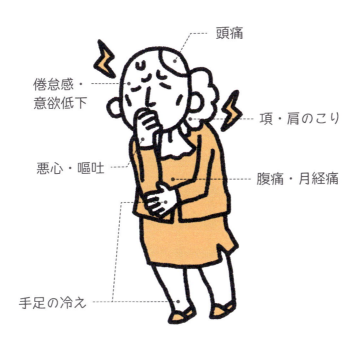

釣藤散《ちょうとうさん》

釣藤散は釣藤鈎、石膏、菊花、麦門冬などのクールダウン（解熱鎮痛）する生薬と元気をつけて胃の調子をよくする六君子湯の成分である人参、陳皮、半夏、生姜、茯苓、甘草に炎症や痛みをとめる防風が入っている方剤です。つまり西洋薬でいうと解熱鎮痛薬＋胃薬の合剤のような方剤です。

クールダウンする成分は上半身の陽性症状（頭痛、のぼせ、めまい、眼の充血、耳鳴り、肩こりなど）を改善し、六君子湯で元気がでるため、胃腸の弱い高齢者にも使用しやすい方剤です。私は釣藤散の事をロキソニン（解熱鎮痛薬）＋ムコスタ（胃薬）の合剤だと呼んでいます。また認知機能の改善[4)]や緑内障に効果がある[5)]という論文もあり、この事も認知機能の落ち始めた高齢者、眼科で眼圧高値を指摘されている高齢者の方にも使用しやすい方剤です。（↓Ｐ84 具体的な症例）

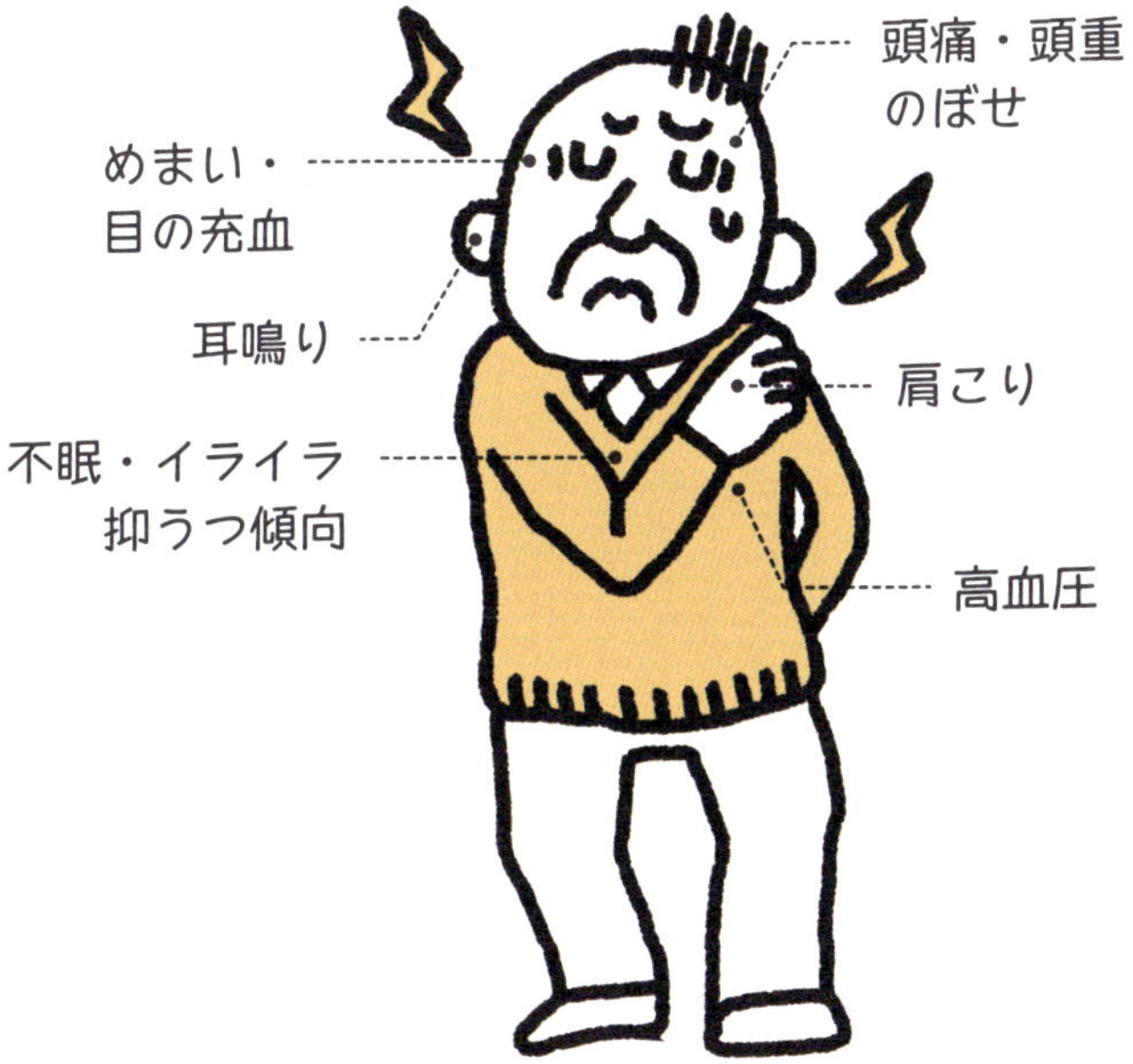
頭痛・頭重
のぼせ
めまい・
目の充血
耳鳴り
肩こり
不眠・イライラ
抑うつ傾向
高血圧

釣藤散は子供さんにはあまり使わず、高齢者向きの方剤です。どうして先程の陽性症状がでるのかといいますと極論すると高齢になりひからびるためにこれらの症状が出てくると考えられます。例えばシェーグレン症候群の人が涙がでなくて眼が充血したり、口が渇くような機序と似ていると思います。

子供さんは元来潤っているため、麦門冬、人参などの潤す生薬はあまり必要ではなく、潤す生薬が配合されている方剤はひからびた高齢者向きの方剤となると考えます。

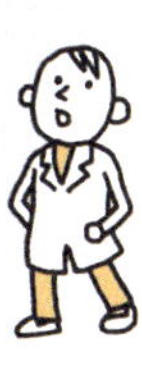

4）Terasawa T et al:Choto-san in the treatment of vascular dementia:a double-blind,placebo- controlled study. Phytomedicine 1997;4:15- 22.

5）山本昇吾：第 18 回伝統医学臨床セミナー 私の 好きな漢方方剤 1. 釣藤散．日東医誌 2006; 57:186-193.

葛根湯《かっこんとう》

葛根湯は元気をつける風邪薬である桂枝湯（桂皮、芍薬、生姜、甘草、大棗）に筋弛緩作用のある葛根と温めて発汗作用のある麻黄が配合された方剤です。風邪の引き始めの頭痛や肩凝りや首凝りからくる緊張型頭痛にも有効です。

足のこむら返り（筋肉の痙攣）にも使用する芍薬甘草湯も含まれていますので肩や首の筋肉の張りや凝りにも効果があります。

またこれらは西洋薬の筋弛緩薬と違って眠気の副作用も出ないところが魅力です。

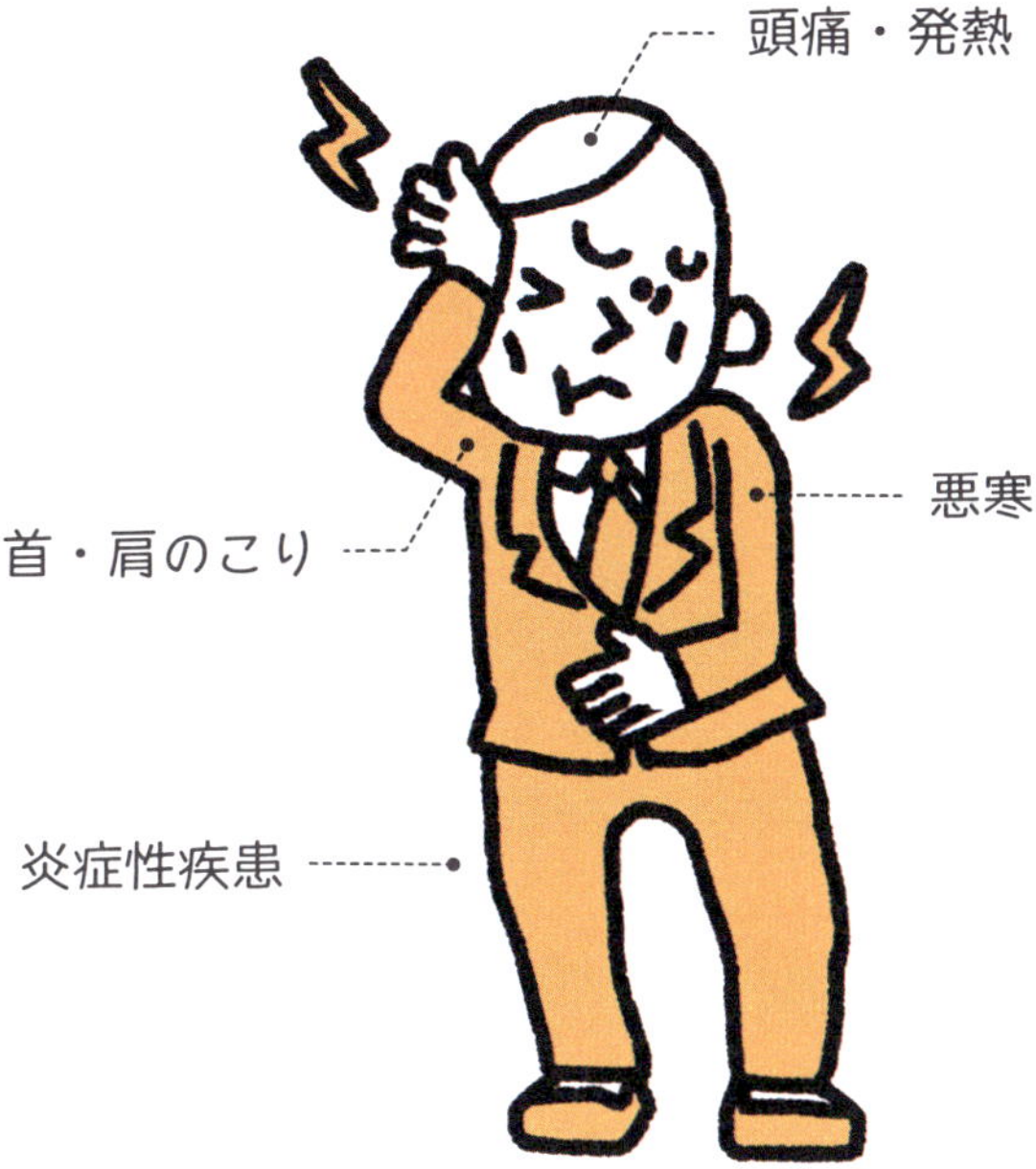

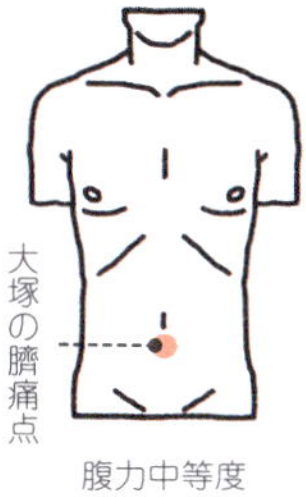

私も肩が凝った時には葛根湯を飲んで熱いお風呂に入るとすぐに楽になるのを経験しています。

ただ、葛根湯は陽実証（熱っぽくて元気な人）向きの方剤ですのであまり元気のない人には使用しにくく、特に麻黄を含むため、胃腸の弱い人には胃もたれや、前立腺肥大がある場合には排尿困難、夜遅くに飲むと眠れないなどの副作用が出る事があるので注意が必要です。

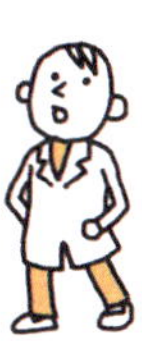

桂枝人参湯《けいしにんじんとう》

桂枝人参湯は温めて元気をつける人参湯（人参、乾姜、朮、甘草）に桂皮が加わった処方です。

こちらは先の葛根湯と違い、陰虚症（冷えていて元気がない人）向きの方剤です。

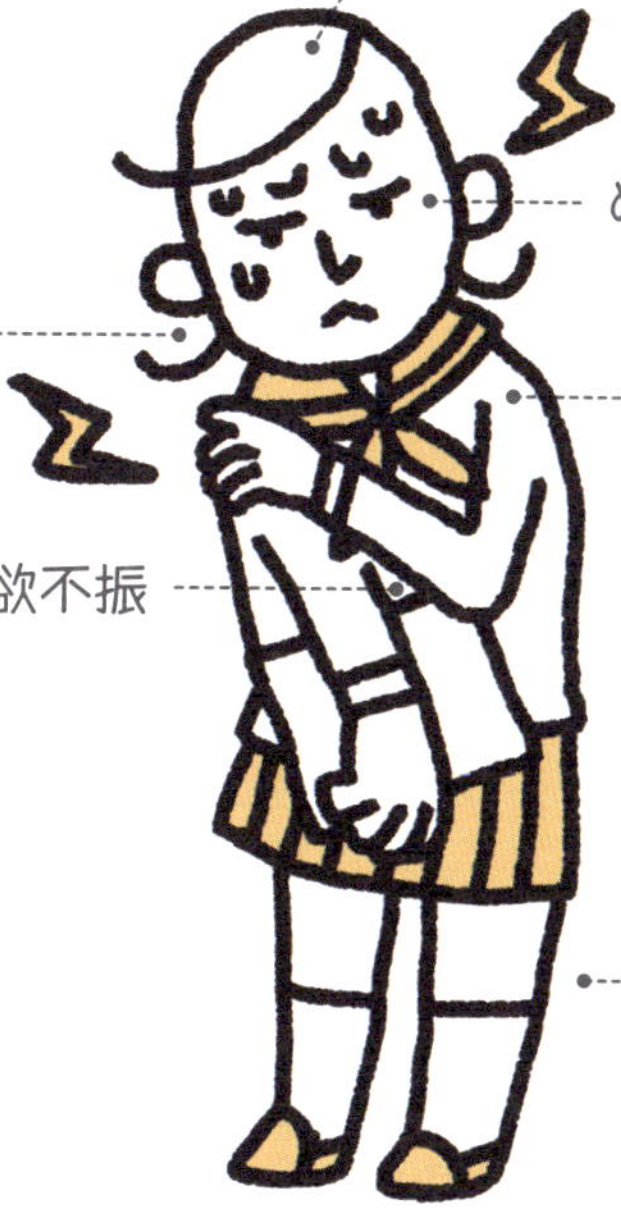

桂皮は血流を良くしたり、気を降ろす、すなわち気逆（頭痛やのぼせ、めまい、悪心）を改善する作用があります。

冷えていて元気がなく、胃腸が悪い人で頭痛がする人には使いやすい方剤です。葛根湯が使えないような華奢で冷え症の人の肩こりや頭痛には桂枝人参湯です。

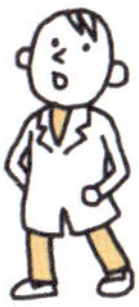

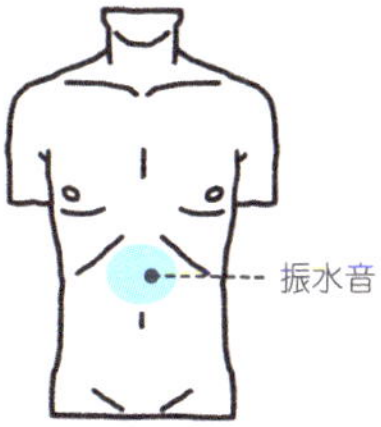

腹力弱

五苓散《ごれいさん》

五苓散は茯苓、猪苓、沢瀉などの利水（水分代謝を調節する）の生薬に先程の気を降ろす桂皮、痛みをとめる朮が配合された処方で天気をみる頭痛やめまいにもよく使用される方剤です。（↓Ｐ85 具体的な症例）

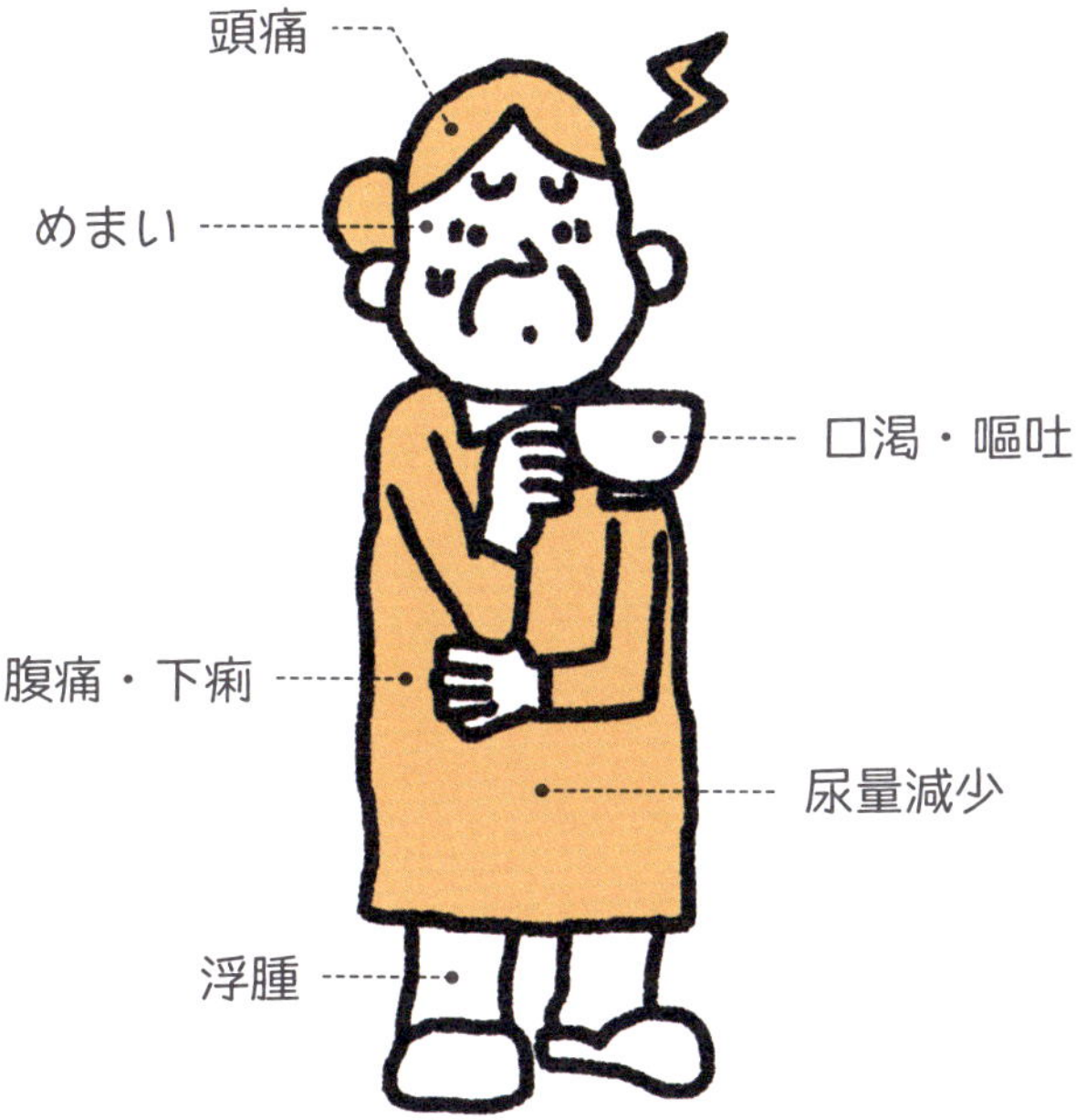

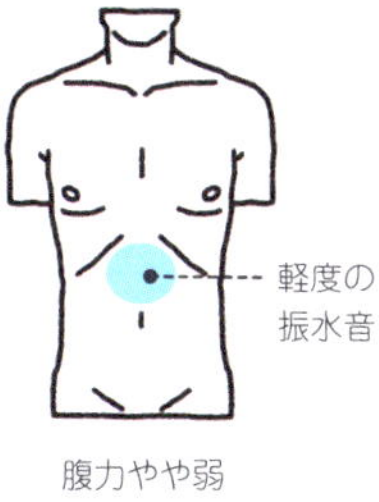

五苓散は頓服で用いても効果がありますし定期的に飲んでいても効果があります。

最近では携帯電話のアプリで天気などを予想して頭痛に注意すべき日時を知らせてくれるものなどがあります。これらを利用すれば事前に五苓散を飲んで予防しておくなどの対処法もとる事ができます。

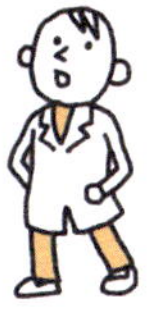

症例

釣藤散の症例

【症　例】87 歳　女性
【既往歴】肺炎、腰椎の圧迫骨折
【現病歴】だいぶ前から肩がこって貼り薬をしていたが、
肩を動かすとぴーっと痛みが走る。
ベッドから立ち上がったり、トイレにおきるとふわーっとなる。
食欲もなく、頭痛もする。
採血正常範囲、胃カメラ正常、頭部 CT 正常、血圧 160 台

患者さんは 87 歳の女性です。肺炎や腰椎の圧迫骨折で入院された事があります。大分前から肩がこって貼り薬をしていたが、肩を動かすとぴーっと痛みが走り、ベッドから立ち上がったり、トイレに起きるとふわーっとなるとの事です。食欲もなく、頭痛も続くというおばあちゃんです。一般的な血液検査は正常で胃カメラをがんばってうけましたが、これも正常、頭部の CT スキャンでも異常はありませんでした。

少しひからびたおばあちゃんでした。釣藤散を投与したところ、頭痛はもちろんですが、高かった血圧も安定し、めまいも治まり、食欲がでて、少し体重も増えて、今は毎週カラオケ教室に真っ赤な口紅を塗って元気に通っています。その帰りに当院に寄ってくれます。声が若いと先生に褒められているとの事で喜ばれています。きっと声も潤って出やすくなったのかもしれませんね。

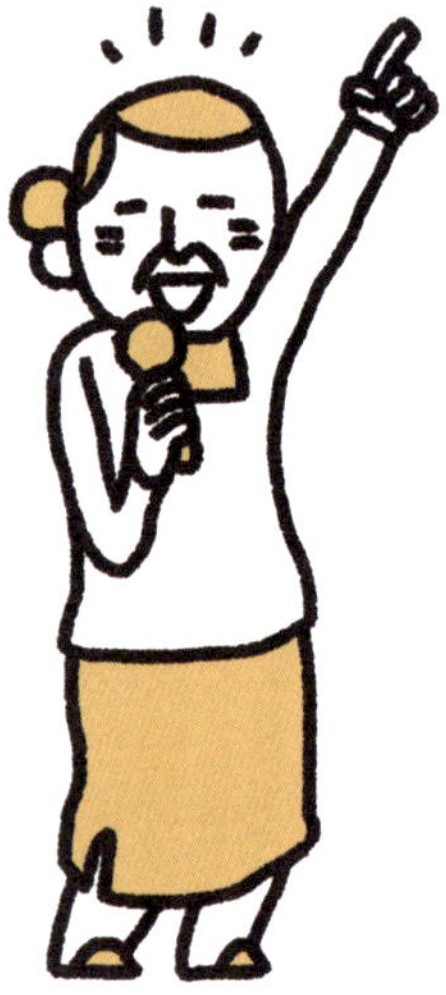

症例

五苓散の症例

【症　例】 70代　女性
【主　訴】 めまいや気分不良、頭が重いなどの症状

２週間分の五苓散を処方した所、次の受診時に手にメモを持っているではありませんか。きっとこの間のお薬が効かずに、いろいろと不調であった事をメモに書いてもってこられたのかな？と思った矢先、患者さんがそのメモをそっと私に手渡してくれました。

そのメモには五苓散を飲んで改善された事
1．めまい
2．気持ち悪い
3．車にのるとすぐにあくびが出ていたのが治まる（これはおそらく車酔いの前兆が治まったのだと考えられます）
4．よく眠れる（夜のトイレの回数が減ったためだと思われます）
5．夜中のおしっこの回数が５回から１回に
6．頭がはっきりして来た
7．下腹部が時々痛んだのが治まった
です。
どうですか？この五苓散の威力すごいでしょう！！まさに異病同治（P86コラム参照）なのです。五苓散は頭痛や、めまいの他にも乗り物酔いや胃腸炎の吐き下し、二日酔にも使えますね。

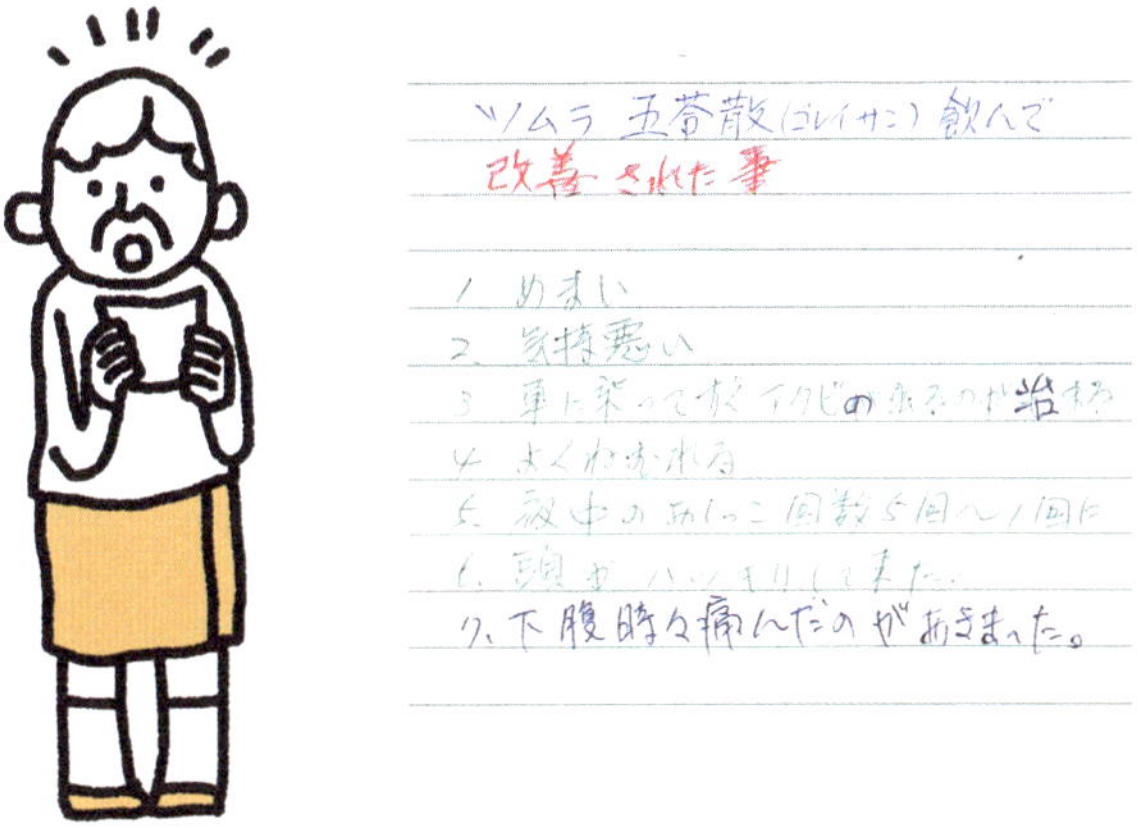

コラム

葛根湯医者の話

江戸時代にあるお医者さんがいました。そこへひとりの患者さんがやってきます。
患者さん1「先生、今朝ほどから頭がいたいのですが...」と
先　　　生「それは頭痛だな、それでは葛根湯をあげましょう」

また次の患者さんがきて
患者さん2「先生、夕べから腹がくだって痛いのですが...」と
先　　　生「それは腹痛だな、それでは葛根湯をあげましょう。それでそちらの方は？」
付き添い人「私？私は付き添いで来ただけですので...」
先　　　生「付き添い？それは退屈でしょう。葛根湯をおあがり」
という小話です。

他にも江戸時代の川柳で「町医者は痔にも風邪にも葛根湯」というものもあります。これは藪医者は何でもかんでも葛根湯をだすと藪医者を揶揄したものですが、この先生は本当に藪医者なのでしょうか？この先生は実は漢方的には名医です。頭痛にも葛根湯は効きますし、腹痛や下痢にも葛根湯が効く場合があります。

また退屈にも効きます。これは本当で麻黄が含まれているため、覚醒作用があります。私の患者さんで、中学生の男の子ですが、いくら起こしても朝起きが悪く、学校に遅刻ばかりしているとのお母さんからの相談で、それでは朝起きたら葛根湯をまず飲んでみたらと処方したところ朝きちんと起きて学校にいけるようになったのです。

これを漢方では異病同治《いびょうどうち》と言います。つまり頭痛や腹痛、退屈などの違う病気が同じ治療（葛根湯）で治ってしまうという事です。西洋薬だと頭痛には頭痛薬、腹痛には腹痛の薬、退屈には薬はないとなってしまいますが、これが漢方の面白いところです。

今度は逆に、頭痛の患者さんが皆、葛根湯で治ってしまえば、私の頭痛外来はとても楽ですよね。しかし、実際はそうはいかない、同じ頭痛でもその人その人に応じた違う治療で治してあげないといけないのですね。これを同病異治《どうびょういち》と言います。これが漢方の難しいところでもあり、また奥の深いところでもあります。

コラム

五苓散の生薬のお話（利水効果について）

五苓散の中に含まれる、沢瀉は水際に育つ植物です。田んぼのあぜ道などにも普通にみられる植物です。

田んぼに水がはってある時や梅雨時などは根っこが水につかっていますが、根腐れしません。逆に田んぼから水を抜き、乾期になっても枯れません。という事はこの植物自体に水の多いときには水をくみ上げ、うまく根腐れしないようにする、逆に水が足らない時は水を保持して枯れないようにする機能が備わっているに違いありません。それをみた昔の人はこの植物を人間も摂取すれば、そのような作用があるに違いないと考えたのだと思います。

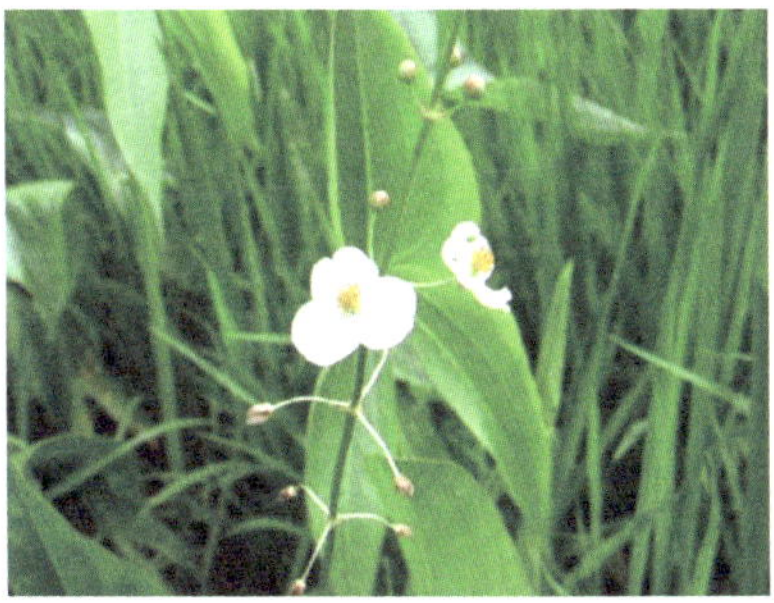

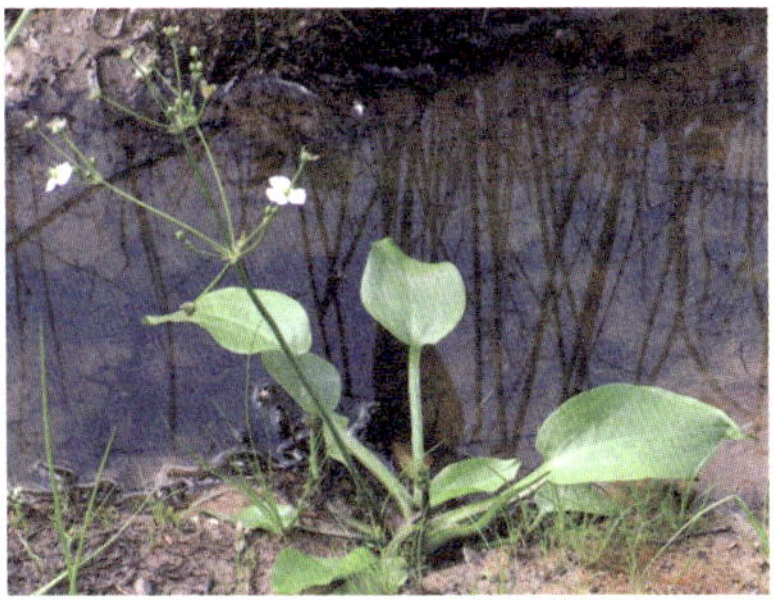

事実その通りでこれを漢方では利水作用と言います。これは西洋医学でいう利尿作用とは違います。西洋薬の利尿薬は患者さんが脱水であっても、また水が多い状態であっても強制的に尿を作らせ、体から水分を出してしまうお薬なので、脱水の危険がありますが、漢方薬は水の分配を調整するので、足りないところには保持して、余っているところは出すという効果があり、安全でとても便利に使いやすいお薬なのです。

証に応じた漢方の使い方

以上ガイドラインの5方剤の私なりの使い分けを述べましたが、五苓散は他の方剤に組み合わせても大丈夫です。また葛根湯も頓服で使用する場合には少し陰虚症の人（冷えていて元気のない人）に用いても問題ない事も多いですね。これらを組み合わせる事でも多くの頭痛患者さんを楽にしてあげる事ができると思います。しかし、ガイドラインで推奨されている上記の処方の使い分けではうまくいかない患者さんもいる事も事実です。それが私が病名投与の自己流漢方の限界を感じ、千葉大学に行った理由です。

ここからは証に応じた漢方の使い方をご紹介したいと思います。私の現在の頭痛外来の漢方薬の頻用処方は上記の薬剤ではありません。実は駆瘀血剤《くおけつざい》と柴胡剤《さいこざい》あるいはその組合せが最も多い処方となっています。その簡単な使い分けを以下にお示ししますね。

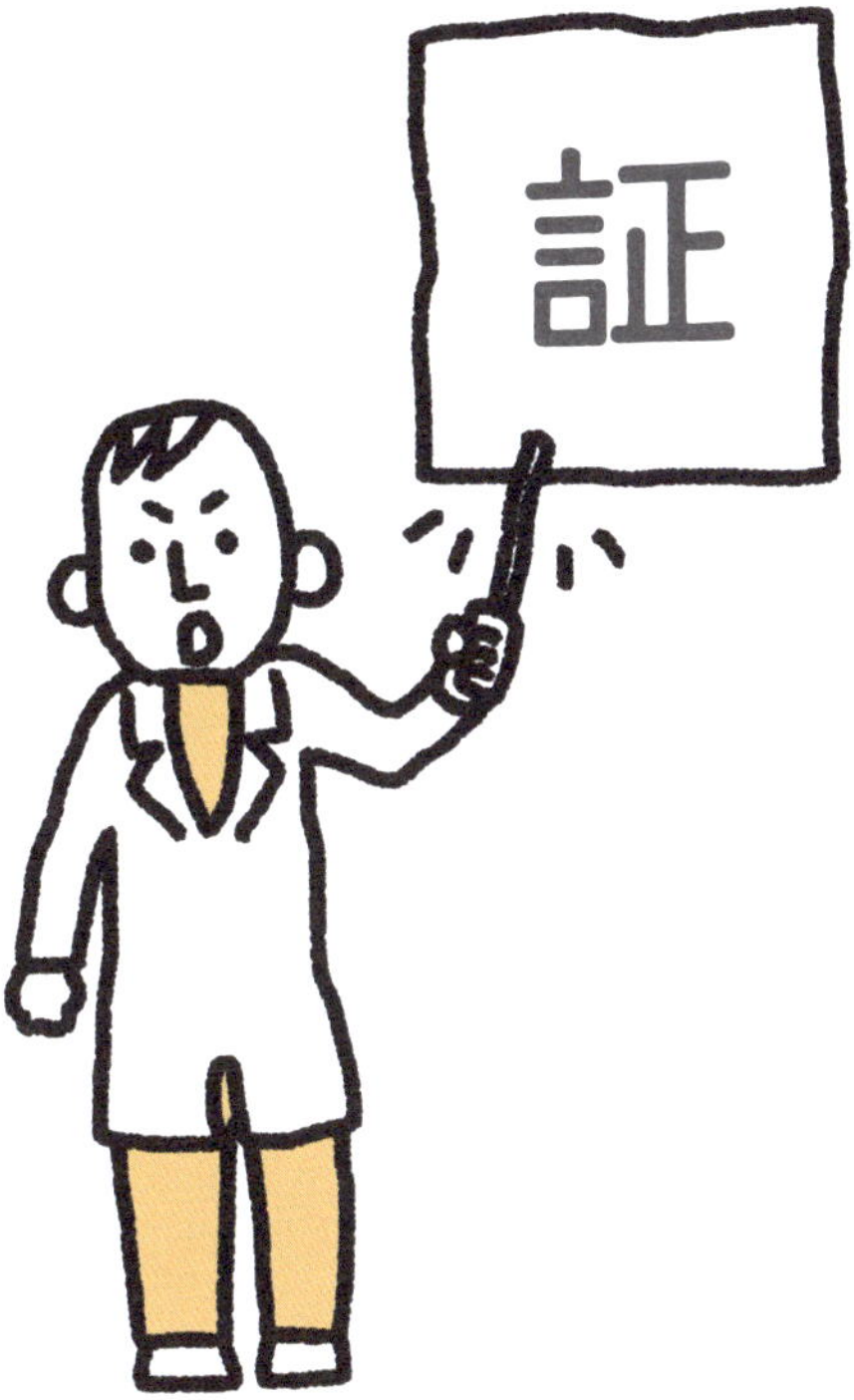
証

柴胡剤《さいこざい》の使い分け

柴胡剤は基本的にはストレスを和らげリラックスさせ、気分を安定させる方剤です。ですからストレスなどで症状が悪化したり、気分的に緊張したり、イライラしたり、また逆に落ち込んだりしている人にも向いている方剤です。

代表的な柴胡剤は6つあり、実証（元気な人）向き、虚証（元気のない人）向き、中間証（体力が普通くらいの人）向きとそれぞれに2つずつあります。柴胡剤を選ぶ時には腹診所見が役に立ちます。

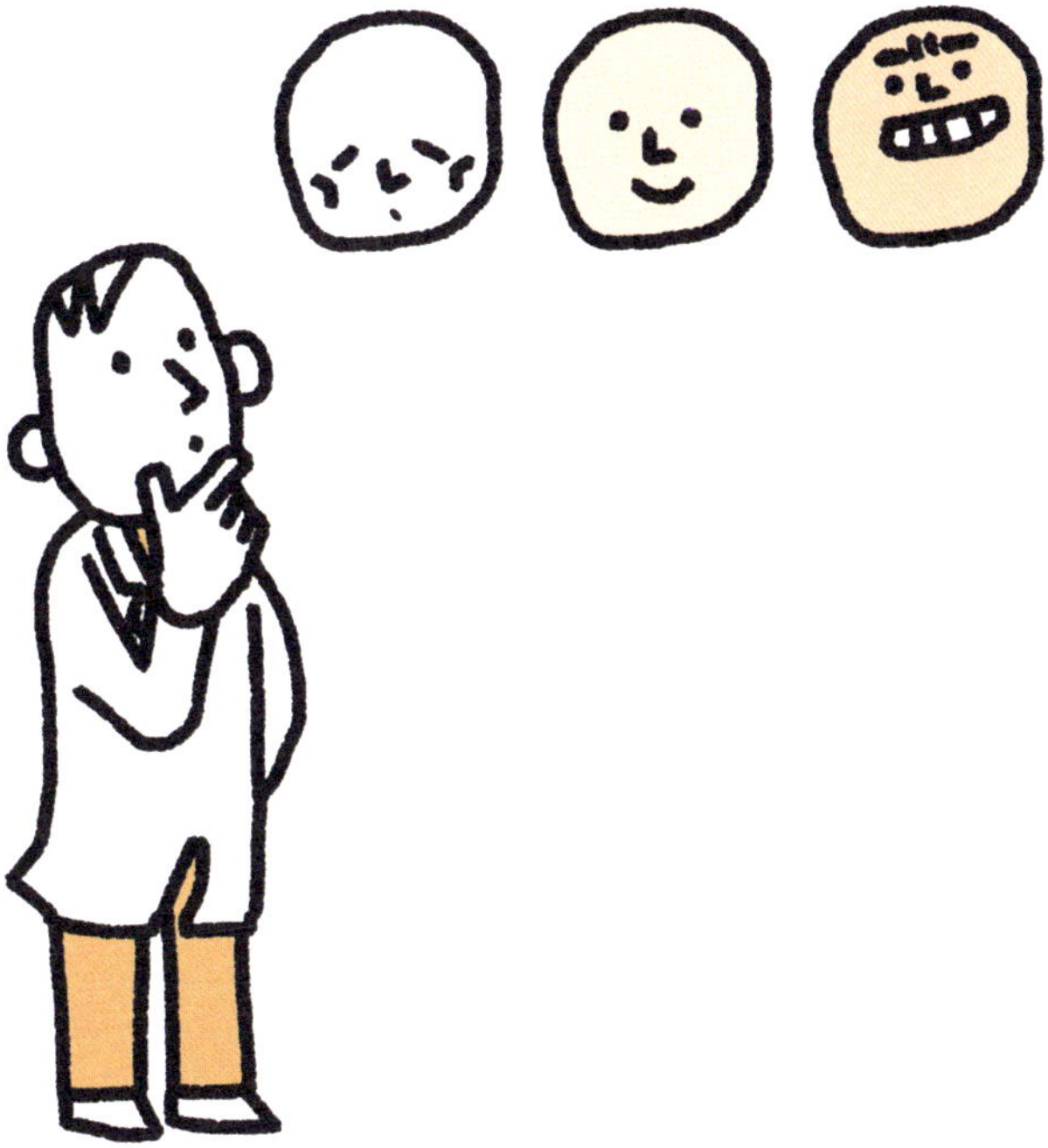

どの方剤にもストレスのサインである胸脇苦満（胸とお腹の境目を押すと嫌がる所見）がありますが、

- 腹直筋の緊張があれば、芍薬、甘草の入る四逆散《しぎゃくさん》か柴胡桂枝湯《さいこけいしとう》を選びます。
- 虚実間証なら四逆散
- 虚証なら柴胡桂枝湯です。
- 腹部動悸があれば、竜骨、牡蠣を含む柴胡加竜骨牡蛎湯《さいこかりゅうこつぼれいとう》か柴胡桂枝乾姜湯《さいこけいしかんきょうとう》を選びます。
- 実証なら柴胡加竜骨牡蛎湯
- 虚証なら柴胡桂枝乾姜湯です。
- 竜骨、牡蠣の入る方剤はイライラや不眠、動悸、肩凝りなどにも効果があります。
- 肩凝りや便秘があれば大柴胡湯《だいさいことう》
- 腹痛などがあれば柴胡桂枝湯などを選びます。

柴胡剤の使い分け

実証		虚実間		虚証	
大柴胡湯	柴胡加竜骨牡蛎湯	四逆散	小柴胡湯	柴胡桂枝湯	柴胡桂枝乾姜湯
柴胡、黄芩、半夏、芍薬、枳実、大棗、生姜、大黄	柴胡、黄芩、半夏、桂皮、茯苓、生姜、大棗、人参竜骨、牡蠣	柴胡、芍薬、枳実、甘草	柴胡、半夏、人参、大棗、甘草、生姜、黄芩	柴胡、半夏、人参、大棗、甘草、生姜、黄芩、桂皮、芍薬	柴胡、黄芩、括楼根、桂皮、牡蠣、甘草、乾姜
腹力充実、便秘、舌苔厚く乾燥	腹力充実、臍上悸、精神症状	腹直筋緊張、精神症状、四肢厥冷（軽度）		腹力軟弱、腹直筋緊張、自汗傾向、のぼせ	腹力軟弱、臍上悸、精神症状、口乾、のぼせ
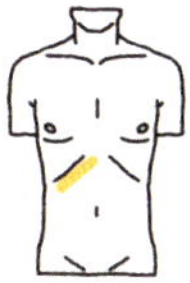	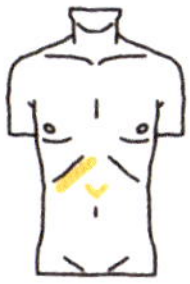	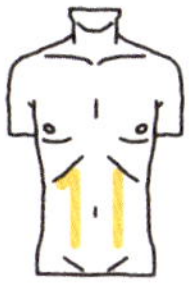	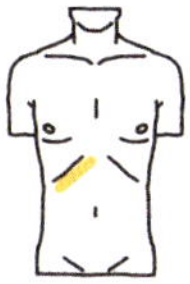	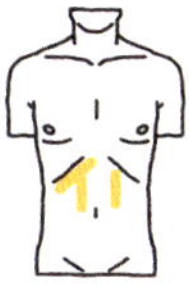	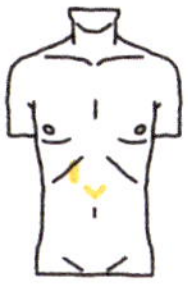
腹力充実	腹力中等度～充実	腹力中等度	腹力中等度	腹力中等度～軟弱	軟弱

駆瘀血剤《くおけつざい》の使い分け

駆瘀血剤は基本的には血流をよくする方剤ですが、その他にも気分を安定させたり、便秘を改善したりする方剤もあります。

実証には桃核承気湯《とうかくじょうきとう》、大黄牡丹皮湯《だいおうぼたんぴとう》、通導散《つうどうさん》、治打撲一方《ちだぼくいっぽう》、

虚実間証には桂枝茯苓丸《けいしぶくりょうがん》、腸癰湯《ちょうようとう》、疎経活血湯《そけいかっけつとう》、

虚証には加味逍遥散《かみしょうようさん》、当帰芍薬散《とうきしゃくやくさん》、温経湯《うんけいとう》、芎帰膠艾湯《きゅうききょうがいとう》などがあります。

実証の便秘には桃核承気湯、大黄牡丹皮湯、通導散、

虚証の便秘には加味逍遥散などを使用します。

月経痛がある方には当帰芍薬散を用います。

瘀血に対して用いられる方剤

実証	桃核承気湯	臍傍圧痛、S 状結腸部擦過痛、気逆、便秘を伴う
	大黄牡丹皮湯	臍傍圧痛、回盲部圧痛、便秘を伴う
	通導散	頭痛、めまい感、肩こり、下腹部痛、気鬱、便秘を伴う
	治打撲一方	打撲による腫脹、疼痛
虚実間証	桂枝茯苓丸	臍傍圧痛、腫塊、気逆を伴う
	腸癰湯	回盲部圧痛、腫塊、腹部膨満感、食欲不振
	疎経活血湯	関節痛、神経痛、血虚の傾向あり
虚証	加味逍遥散	精神不安、軽度胸脇苦満、気逆、気鬱を伴う
	温経湯	上熱下寒、口唇乾燥、手掌煩熱
	芎帰膠艾湯	左下腹部圧痛、貧血、諸種の出血、血虚を伴う
	当帰芍薬散	冷え症、月経痛、貧血、血虚、水毒を伴う

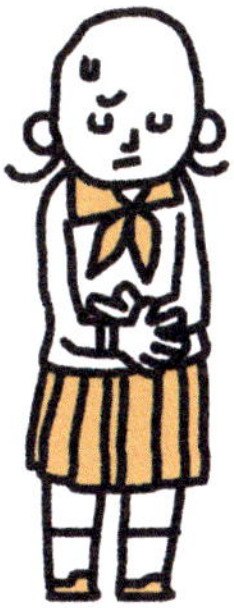

この中で私の頻用処方は桂枝茯苓丸です。これは血流をよくして桂皮も入る事から頭痛も含めた頸から上の陽性症状（頭痛やめまい、のぼせなどの漢方でいう気逆の症状）を改善しやすく、また甘草を含まない事から長期に処方しても安心な方剤です。

その次ぎに月経痛など月経不順や月経困難症などを伴う頭痛の方には当帰芍薬散（血流をよくして、むくみを取り、貧血などもよくします）を使用します。

加味逍遥散は更年期の頃の頭痛やホットフラッシュがある方や、頭痛以外にもいろいろな不安な事が多く、愁訴の多い方の気分を安定させる目的でも使用します。加味逍遥散でお通じがよくなる方もいます。

前述の柴胡剤との組合せも良く行います。例えば、大柴胡湯＋桂枝茯苓丸などです。できれば実証のお薬同士、虚証のお薬同士の組合せが適当ですが、実証のお薬＋中間証のお薬、中間証のお薬＋虚証のお薬などの組合せも問題ないと思います。

ただ、実証のお薬＋虚証のお薬の組合せはあまり行いません。ただ、ときには普段は虚証の薬を飲んでいるが、ある時期例えば生理のときは実証のお薬を頓服で飲むというような組合せはありえます。たとえば普段は当帰芍薬散を飲んでいるが、月経時はイライラしたり便秘をする人にはその時だけ桃核承気湯を飲むなどです。このように柴胡剤と駆瘀血剤をうまく組み合わせて用いれば治療手段は格段に増えて患者さんのいろいろな症状に対処できるようになると思います。

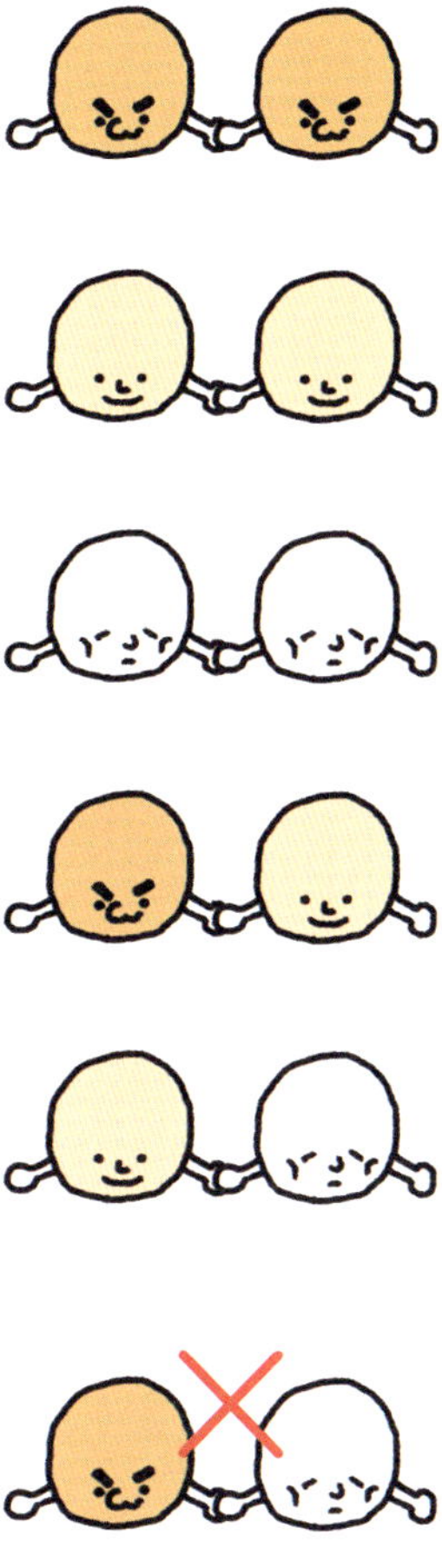

当帰芍薬散は血流をよくする駆瘀血剤であるだけでなく、むくみをとったり、補血（栄養を補い元気をつける）する役目を持つ、昔から女性によく用いられた方剤です。芍薬を含む事から月経痛などにも良いですね。これを朝夕分２くらいでベースに飲んでいただき、それでもどうしてもホルモン（エストロゲンの変化）の影響でおこる月経関連片頭痛の発作時にはマクサルトというトリプタン製剤を使用し、この方は寝込む事がなくなりました。

後日談ですが、この患者さんは千葉の方で家族でディズニーランドに遊びに出かけました。片頭痛の方には光過敏や音過敏がある方が多く、天気の良い日に人混みに行くだけでも頭痛がおこる方もいます。

残念ながらディズニーランドはいつも混んでいます。そして音や光の激しいエレクトリカルパレードを見ていたら片頭痛の発作が起こってしまいました。しかし、処方されていたトリプタン製剤（片頭痛の特効薬）を飲んだら、そのまま頭痛は治まり無事に家族でディズニーランドを楽しめたそうです。

このような和洋折衷、東洋医学の良い所と西洋医学の良い所を合わせた治療が私の師匠である寺澤捷年先生（元千葉大学和漢診療学講座教授、元東洋医学会会長）の提唱された和漢診療学なのです。私の頭痛外来もこのように西洋医学的な検査、診断の上で必要なお薬に東洋医学的診断の上で必要な漢方薬を組み合わせて治療を行っています。

この治療効果は、脳外科の専門医で頭痛専門医であった私が治せなかった患者さんが、東洋医学を併用する事で全てではありませんが、一定の効果があり、良くなった患者さんも多くいる事からも実証済です。

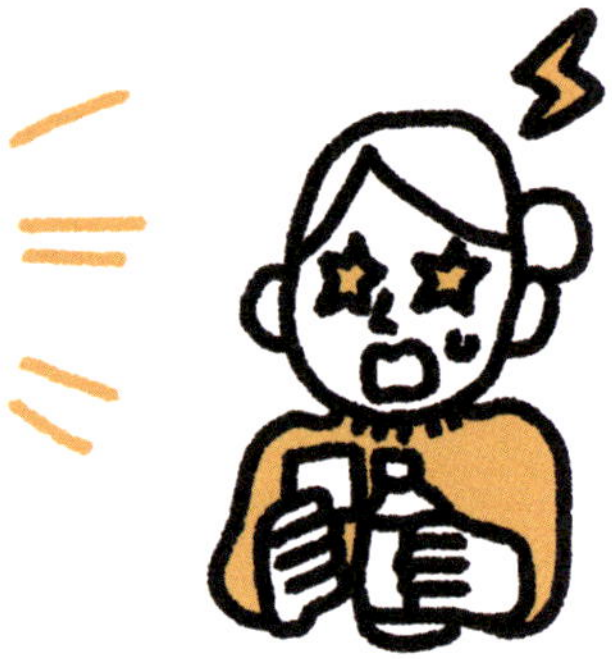

症例

頭痛以外にも冷えやむくみ、月経困難症など様々な合併症がある患者さん

【症　例】35歳　女性
【既往歴】子宮内膜症による月経困難症
【主　訴】頭痛
【現病歴】20代後半から生理痛、肩こり頭痛があって夏でも足が冷えてむくむと言います。普段の頭痛は重く締め付けるような感じで動いていると楽になりますが、月経時はひどい頭痛で寝込んでしまいます。

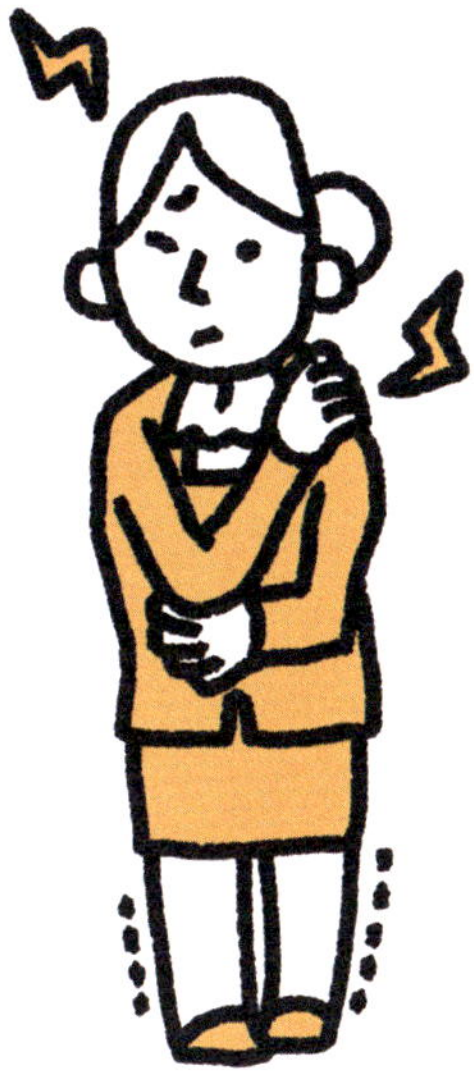

西洋医学的な診断は普段の重く締め付ける感じは緊張型頭痛で月経時のひどい痛みは月経関連片頭痛という事になります。もしも、漢方なしに普通の脳外科の頭痛外来の時の私が診察をしていたら生理痛、頭痛に消炎鎮痛剤であるロキソニン、足のむくみに利尿剤のラシックス、肩こりに湿布や筋弛緩薬のテルネリンなどを処方し冷え症には温かい服装や貼るカイロなどをすすめていたかもしれませんね。このように西洋医学では多くのお薬が必要となってきてしまいます。

一方漢方的にはこの人は冷え症で元気がないので陰虚証です。むくみや冷えは水毒・水滞（水分代謝が悪い）です。肩こりや月経困難、頭痛は瘀血（血流が悪い）と考えるとこの人には温めて元気をつけて、むくみをとり、血流を改善し肩こりや頭痛、月経痛を楽にしてあげる方剤を考えてあげるとよいですね。

そんな都合の良い方剤があるのでしょうか？あります。当帰芍薬散です。先程の駆瘀血剤の使い分けにもでてきた方剤ですね。

西洋医学	東洋医学
・生理痛、頭痛にロキソニン ・むくみにラシックス ・肩こりにシップやテルネリン ・冷え性には？ ・緊張型頭痛＋月経関連片頭痛	・陰陽は？　→　陰証 ・虚実は？　→　虚証 ・気血水は？　→　水毒、瘀血、血虚

からいたのです。

昔の人はこのような突然腹痛や頭痛がおこる疾患を疝《せん》の病と呼んでいました。疝痛発作の疝です。昭和に入ってからこの病の事を有名な漢方家であった大塚敬節先生は疝気症候群と呼びました。この疝気症候群によく使用されるのが当帰四逆加呉茱萸生姜湯です。交感神経の緊張を緩め、その事により末梢血管の収縮が緩められて血流が良くなり、痛みをも改善する方剤です。この作用機序を利用し、しもやけや女性の月経困難症、冷え症などにもよく用いられます。

この漢方薬に片頭痛の予防薬であるミグシスを併用し、頭痛の発作時にマクサルトを併用しました。治療前には１ヶ月に２，３日しか学校にきちんと出席できていなかったのが、治療３ヶ月後にはほぼ毎日学校に行けるようになりました。

治療前後の気持ちをこの子が描いてくれたのが下図です。誰かに足をつかまれぶんぶんと振り回されるように気分が悪かったのが、正座をしているような平穏な気持ちになったのかもしれませんね。

※頭痛ダイアリーの×は欠席、△は遅刻か早退、○は出席を表す

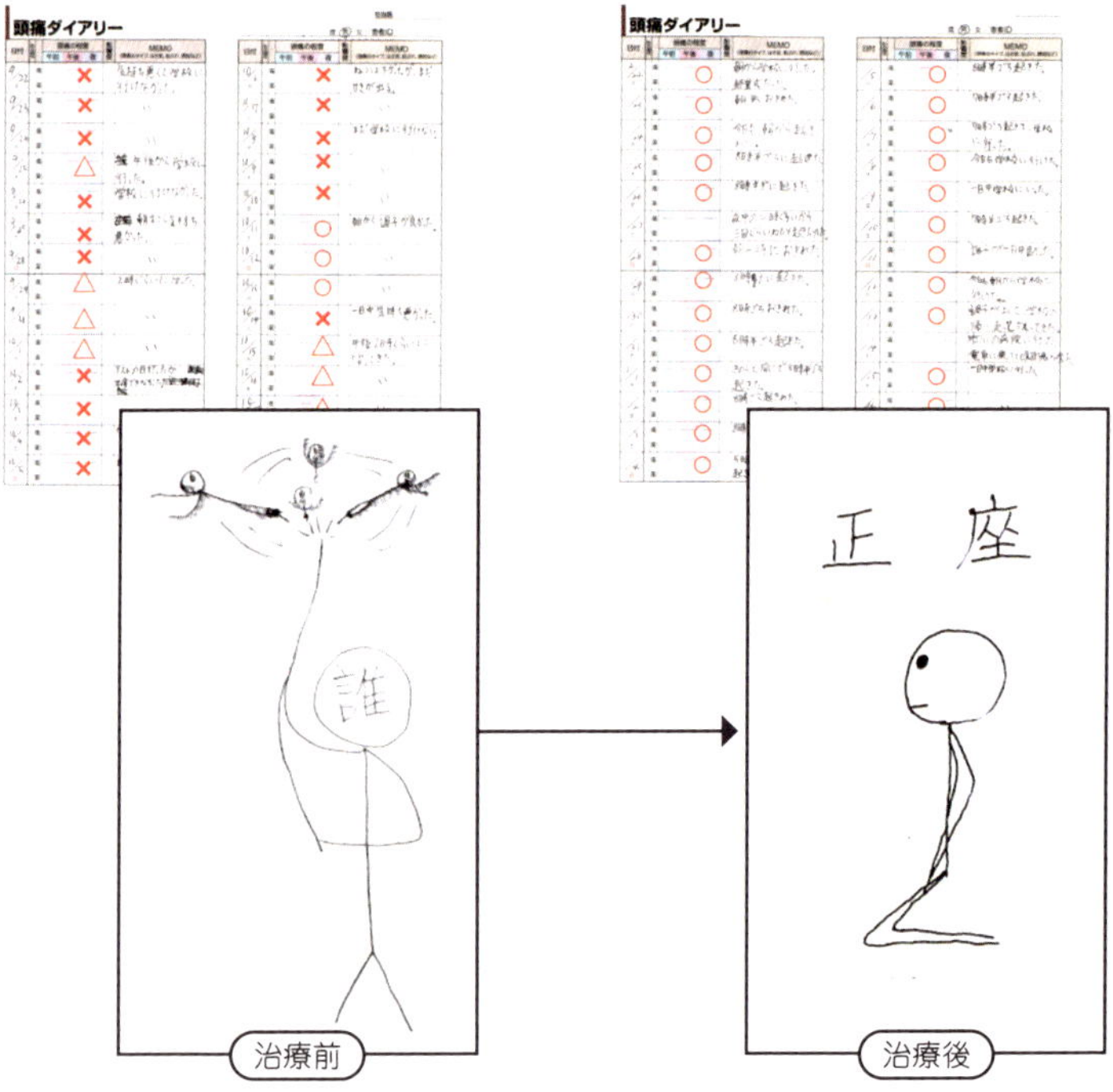

症例

頭痛の影響で学校にいけない子供さん

【症　例】 13 歳（中学 1 年生） 男性
【既往歴】 起立性調節障害
【主　訴】 朝気分が悪く起きられない、頭痛、腹痛
【現病歴】 1 年くらい前から朝気分が悪く起きられず、学校を欠席したり、登校しても頭痛や腹痛などで早退してしまうという症例です。小児科の先生の診断で起立性調節障害の診断で血圧をあげるお薬（リズミック）を処方してもらい、 1 年かけて最大容量まで増量し内服しましたが、症状がよくならないとの事で私のところに紹介になった男の子です。

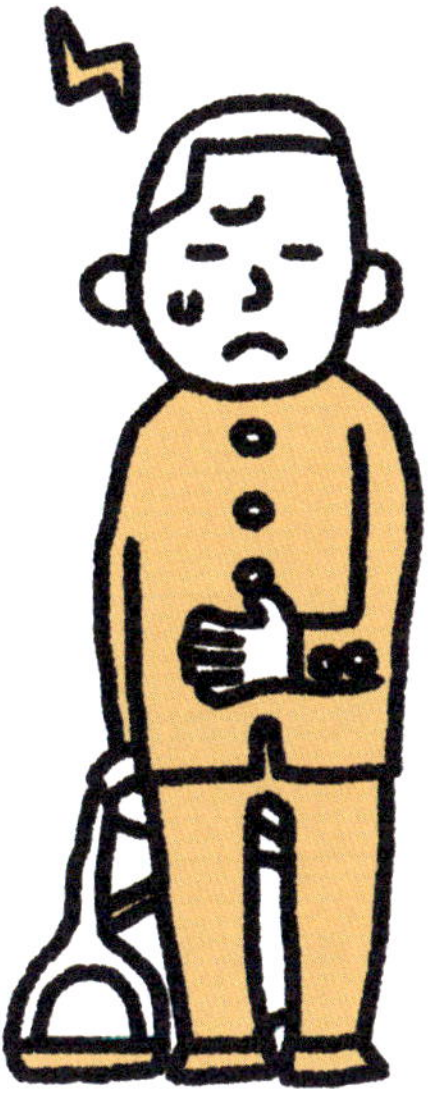

この子は私が診ると子供さんの片頭痛（小児周期性症候群）という事になります。診察してみると手足がとても冷たく脈が弱くなっています。そして突然に腹痛や頭痛がして、しばらくすると治るという発作を繰り返しています。

この子供さんの病気の本体は血圧が低い事ではありません。そのため血圧をあげる昇圧剤を内服してもあまり症状は良くならなかったのだと思われます。

この子の病気（子供さんの片頭痛）の本体は別のところにあるのです。私達は外からの色々な刺激（気温差や気圧差、音、光、臭い、乗り物に乗ったときの振動など）やストレスなどに対して自律神経（交感神経や副交感神経）を調節して体調（恒常性）を保つようにしています。この調節がとても過敏（極端）になった状態が子供さんの片頭痛の本体だと私は考えています。

これは車に例えると体がスポーツカーのセッティングになっている、つまり少しアクセルと踏むと急発進、少しブレーキを踏むと急ブレーキ、少しハンドルを切ると急ハンドルになるためにとても乗りこなしにくい車（体）になっているのだと思うのです。だから治療法としてはこの調節を緩め（リラックスさせてあげる）遊びのあるファミリーカーのセッティングにして乗りやすい車（体）にしてあげる事が大切です。

このような漢方薬はあるのでしょうか？あります。それが当帰四逆加呉茱萸生姜湯《とうきしぎゃくかごしゅゆしょうきょうとう》です。このような子供さんは昔

そのために睡眠を改善する漢方薬（甘麦大棗湯、酸棗仁湯《さんそうにんとう》、抑肝散《よくかんさん》など）やお腹の調子をよくする漢方薬（小建中湯《しょうけんちゅうとう》）やその他にも頭痛やめまいに使用する五苓散や苓桂朮甘湯《りょうけいじゅつかんとう》などを併用し、睡眠や食欲、お通じなどの生活リズムを整える事が最終的には頭痛がよくなる事につながるという理解がとても大切です。

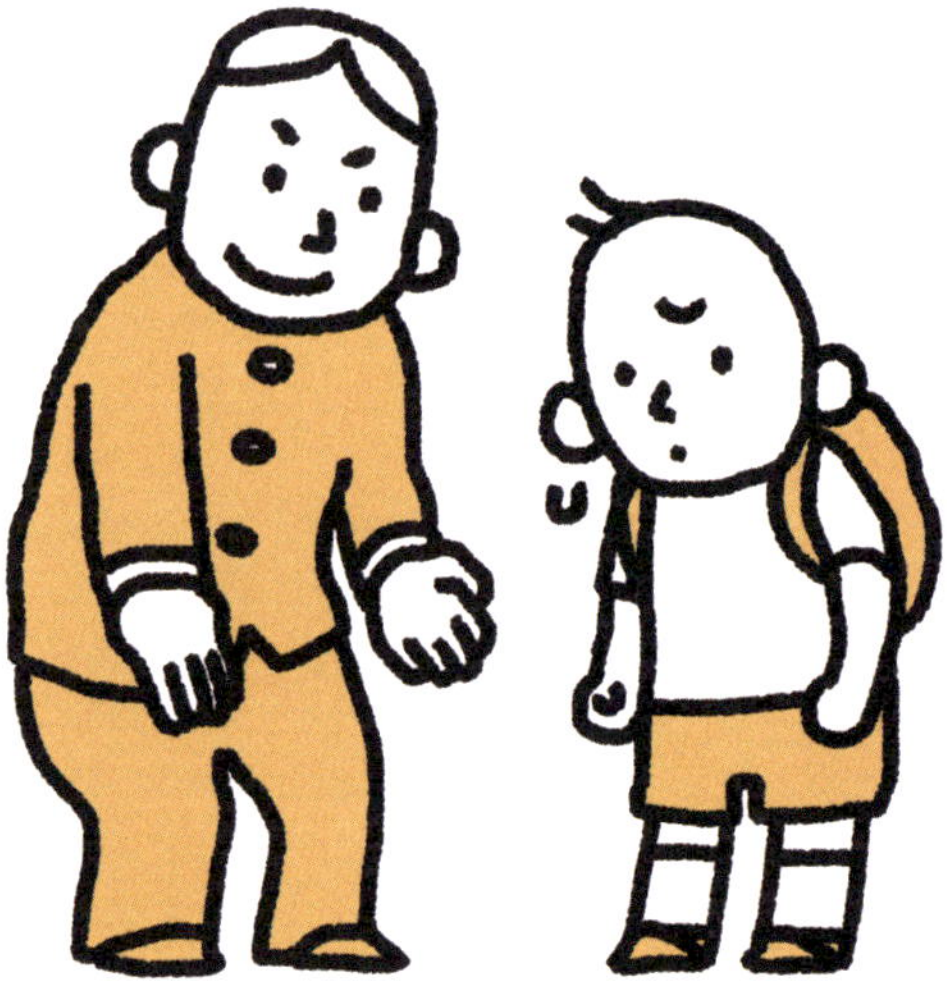

7） 來村昌紀，他：小児片頭痛および小児周期性症候群に対する漢方治療の有用性．日本東洋医学雑誌 2011；62(4)：574-583.

子供さんの片頭痛の治療はガイドラインではアセトアミノフェンかイブプロフェンの頓用という事になっていますが、この子はこれら内服が無効であった事からご両親とも相談し、片頭痛の特効薬であるマクサルトを頓用で使用しました。また子供さんの頭痛は睡眠と深く関わっているため、この子の睡眠障害に対し甘麦大棗湯《かんばくたいそうとう》を短期間使用しました。この治療でHIT-6（Headache Impact Test）[6]（これはアンケート形式で点数をつけるもので点数が高い程、頭痛の影響で日常生活に影響がある事を示すものです）が66点（頭痛で学校にいけない）から44点（頭痛はあるが学校にいける）にまで改善しました。

子供さんの片頭痛はお腹が痛い、車酔いしやすい、朝起きられないなどの頭痛以外の症状がメインで頭痛が軽かったり、痛んでもすぐに治まるため、起立性調節障害や自家中毒などの診断名がついていたり、ひどい場合には仮病だと思われていたりして、なかなか片頭痛と診断されない場合もあります。事実私のところにくる子供達の片頭痛の患者さんは私のところに来るまでに1年から数年かかっている場合もあります。

またこの場合でも実際に起立性調節障害の診断基準に当てはまる事も多いため、けっして小児科の先生の誤診というわけではありません。純粋な片頭痛の患者さんは片頭痛の治療をきちんとすれば学校にいけるようになる事が多いですね。

ただ、ガイドライン通りのアセトアミノフェンとイブプロフェンの治療だけでは難しい事が多く、私が片頭痛と診断した8歳から15歳の子供さんでガイドライン通りの治療でうまくいかなかった子供さんを対象に漢方薬を併用したところ皆さん改善を認めています。[7]

子供さんの頭痛では早寝早起きをする、テレビやスマホ、ゲームを控える、適度な運動をする、朝ご飯を必ず食べるなどの生活習慣を正す事がとても大切です。

症例	診断	処方薬	HIT-6
8歳女性	前兆のない片頭痛	麻黄附子細辛湯《まおうぶしさいしんとう》（コタロー2カプセル）	60→40
8歳男性	周期性嘔吐症	半夏白朮天麻湯《はんげびゃくじゅつてんまとう》（TJ 5 g）	65→54
13歳女性	前兆のない片頭痛	柴胡疏肝湯《さいこそかんとう》（煎じ） ドンペリドン	72→52
13歳男性	前兆のない片頭痛	五苓散《これいさん》（TJ 5 g）	60→40
13歳男性	腹部片頭痛	黄耆建中湯《おうぎけんちゅうとう》（TJ 9 g）	62→42
14歳女性	前兆のない片頭痛	六君子湯《りっくんしとう》（TJ 5 g） リザトリプタン	60→40
14歳男性	前兆のない片頭痛	当帰四逆加呉茱萸生姜湯《とうきしぎゃくかごしゅゆしょうきょうとう》（TJ 5 g） リザトリプタン	66→44
15歳男性	小児良性発作性めまい	苓桂朮甘湯《りょうけいじゅつかんとう》（TJ 5 g）	63→54
15歳女性	前兆のない片頭痛	五苓散《これいさん》（TJ 5 g） アセトアミノフェン	65→44

6) 坂井文彦，他：日本語版Headache Impact Test（HIT-6）の信頼性の検討．臨床医薬2004；20(10)：1045-1054.

一人目は施設に入所している70代のおばあちゃんです。この方は夕方になるといつもの頭痛薬をくださいといって買い置きの頭痛薬を毎日飲んでいます。

ある春の日に施設の庭に桜が咲いたので、野点といって私がお茶を点ててみんなで桜を見ながら御菓子を食べてお茶を飲みました。翌日、看護師さんから、お花見をした日いつも頭痛薬をくださいというおばあちゃんが頭痛薬を欲しがらなかったという話を聞きました。私はなるほどと思いました。

どうしておばあちゃんは夕方になると頭痛薬を欲しがるのでしょうか？それは一つには低血糖が頭痛を誘発していた可能性があります。夕飯前にお腹がすくと頭痛が起こりやすくなっていた可能性があります。花見の日は夕飯前に御菓子を食べて低血糖が改善したのが良かった。そしてもうひとつ濃いお抹茶を飲んだ（カフェインを摂った）のが良かったのだと思います。

お茶は昔から頭痛薬などのお薬として用いられていました。鎌倉３代将軍の源実朝の二日酔の頭痛を喫茶養生記を書いた事でも有名な栄西がお茶を出して治したという記録が鎌倉時代の歴史書である吾妻鏡に出てきます。

それから私はこのおばあちゃんがいつもの頭痛薬をくださいと言ってきたら施設にあるおやつを少しだしてあげてお茶と一緒にある漢方薬を飲ますようにしたところ、頭痛薬をまったく飲まなくてもよくなりました。

その漢方薬は川芎茶調散《せんきゅうちゃちょうさん》です。この漢方薬は読んで字のごとく茶葉《ちゃよう》が入っている方剤で漢方薬のロキソニン（鎮痛薬）のような存在です。

江戸時代の御典医であった福井楓亭《ふくいふうてい》先生も『方読弁解《ほうどくべんかい》』という本に「川芎茶調散、一切の頭痛に用ゆ」と述べているくらいの万能薬です。しかも私の経験上は使用過多による頭痛にはなりにくいと考えています。

妊婦さんなどの頭痛で鎮痛薬を飲むのに抵抗がある方にも、コーヒーや濃いお茶を飲んで頭痛が改善する場合もあり、お薬の代わりにお茶やコーヒーをすすめる事もあります（一日３杯くらいまでなら副作用も心配いりません）。

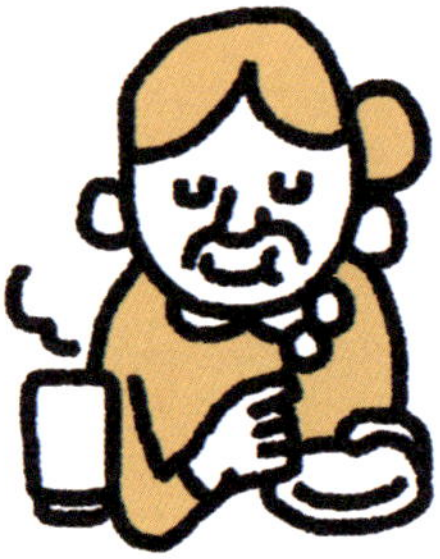

症例

鎮痛薬の使用過多による頭痛の患者さん

最近問題になっている頭痛に鎮痛薬の使用過多による頭痛があります。元々片頭痛などの患者さんが、悪気はないのですが、頭痛を治そうと思って、１ヶ月に 10 日以上鎮痛薬やトリプタン製剤を３ヶ月以上にわたって使用しているとお薬の使い過ぎによる頭痛が起こってきます。今まで効いていた頭痛薬が効かなくなり、頭痛の頻度が増えた、強度がました、朝起きたときから頭痛がするなどの症状が特徴です。

この治療の基本は痛い時に飲む頓服薬ではなく、頭痛を起こしにくくする予防薬を服用し、原因となっている使用過多の鎮痛薬をやめる事が必要です。だいたい２週間くらいがんばって鎮痛薬をやめると逆に頭痛は楽になってきます。（元の頭痛に戻ってきます）

ただ、現実的にはこの２週間の間は反跳性頭痛（鎮痛薬の断薬による禁断症状のようなもの）とも言える頭痛が起こり、一過性に頭痛がひどくなるため、どうしても鎮痛薬をやめられずに、また鎮痛薬を使用してしまうという悪循環に陥ってしまいます。そんな時私は漢方薬を使用しています。

これは先程示した漢方薬でも良いですし、別の漢方薬でも良いのですが、とにかく少しでも患者さんの頭痛が軽減する（治らなくても良いのです）漢方薬を探しておきます。予防薬も開始し、いよいよ使用過多になっている鎮痛薬をやめます。その際に使用過多になっていた鎮痛薬は飲んではいけませんが、代わりに漢方薬は何回飲んでも良いといって多めに渡しておきます。そうする事で患者さんは安心して鎮痛薬をやめる事ができるのです。

だいたい多く飲んでも漢方薬の内服が一日６回以内にすむ方が多いですので、それほど漢方薬の飲み過ぎによる副作用は心配はいらない事が多いです。ここで３人の鎮痛薬の使用過多による患者さんを紹介しますね。

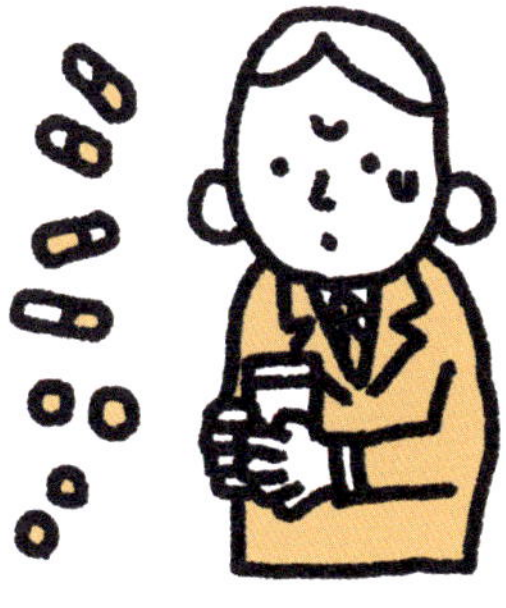

もう一人の患者さんも薬剤の使用過多による頭痛であった女性の方ですが、無事に鎮痛薬の使用過多をやめる事ができて１年経過した患者さんです。この方は一年後の頭痛ダイアリーに１年間 SG 果粒（複合鎮痛薬）を飲まなかった！！すごい！超スゴイ。先生、ありがとうございます！！と書いてくれています。

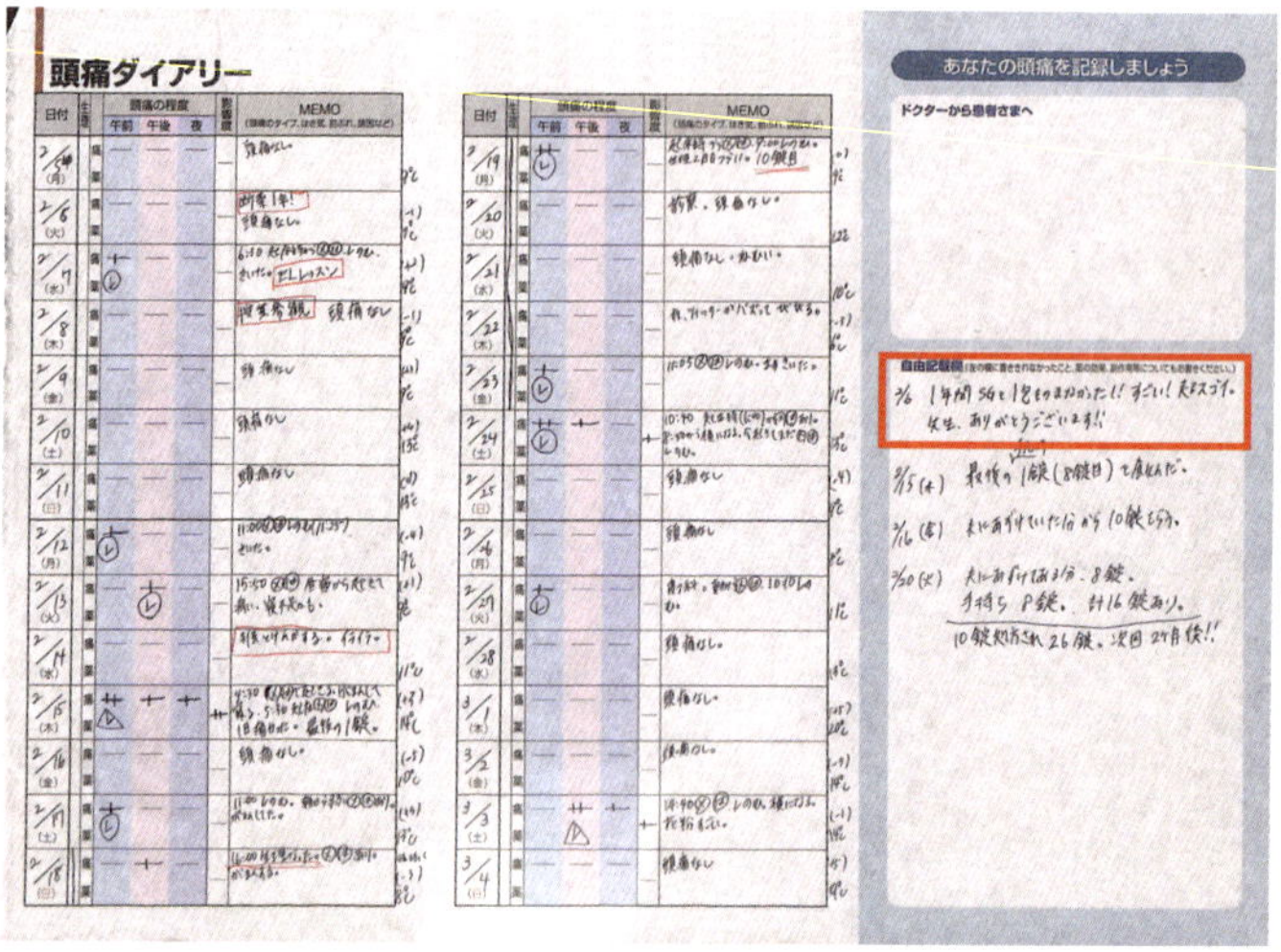

実はこの方の最大の味方は私ではなく、ご主人さんなのです。この方の鎮痛薬はご主人さんが管理してくれています。この方は自分がお薬を管理すると、やはり鎮痛薬を飲み過ぎる不安があるため、ご主人に協力してもらい、客観的にこれは鎮痛薬を飲んだほうがよいかどうかを判断して鎮痛薬を渡してくれているおかげで鎮痛薬の乱用にならずにすんでいる方です。このようにご家族にも片頭痛の事をよく説明しておき協力してもらう事もとても大切です。

日本頭痛協会のポスターに「機嫌が悪いんじゃないんです、頭が痛いんです」というポスターがあるくらいです。片頭痛の方は頭痛発作時には頭痛のせいで家事や仕事ができないため、誤解をうけやすいのです。これをまわりがきちんと理解して協力してあげれば頭痛は起こりますが、適切な対処をとる事で日常生活や仕事に問題を及ぼす影響が小さくなると考えます。

私の患者さんで、漢方薬と西洋薬の良いとこ取りの治療で頭痛がよくなったママさんがいます。そのママさんが子供さんに言われたそうです「最近ママ、怒らなくなったね」と。そうです、頭痛のせいで、知らない間にイライラして、子供さんにも当たり散らしていたのですね。頭痛を良くする事は家族全体を幸せにしてあげる事ができる本当にすばらしくて、やりがいのある仕事だと思っています。

もう一人も鎮痛薬の使用過多による頭痛の患者さんです。この方は他院で頭痛専門医の先生に鎮痛薬の使用過多による頭痛と診断を受け、予防薬を処方され、原因となっている鎮痛薬をやめるように指示されていますが、どうしても鎮痛薬をやめないために、主治医の先生に怒られてしまい、当院を受診された患者さんです。

私のところに来ても診断は同じで予防薬も同じです。ただひとつ違うのは、原因となっている鎮痛薬は次回受診時まで飲んではいけませんが、代わりに何度飲んでもよいように漢方薬（この方は呉茱萸湯）を多めに出しておきますので、これで我慢してくださいと言っておきました。この方は無事に２週間漢方薬で我慢して鎮痛薬をやめる事ができて頭痛が楽になりました。その際に患者さんが書いてくれた言葉が「北風と太陽みたいですね。今までの治療が北風なら、今先生がしてくださろうとしている治療は太陽のようです」。

これは私が太陽ではなくて漢方治療が太陽のようで安心して鎮痛薬をやめる事ができたという事例です。飲まない治療よりも安心して飲める治療と言い換える事ができるかもしれませんね。

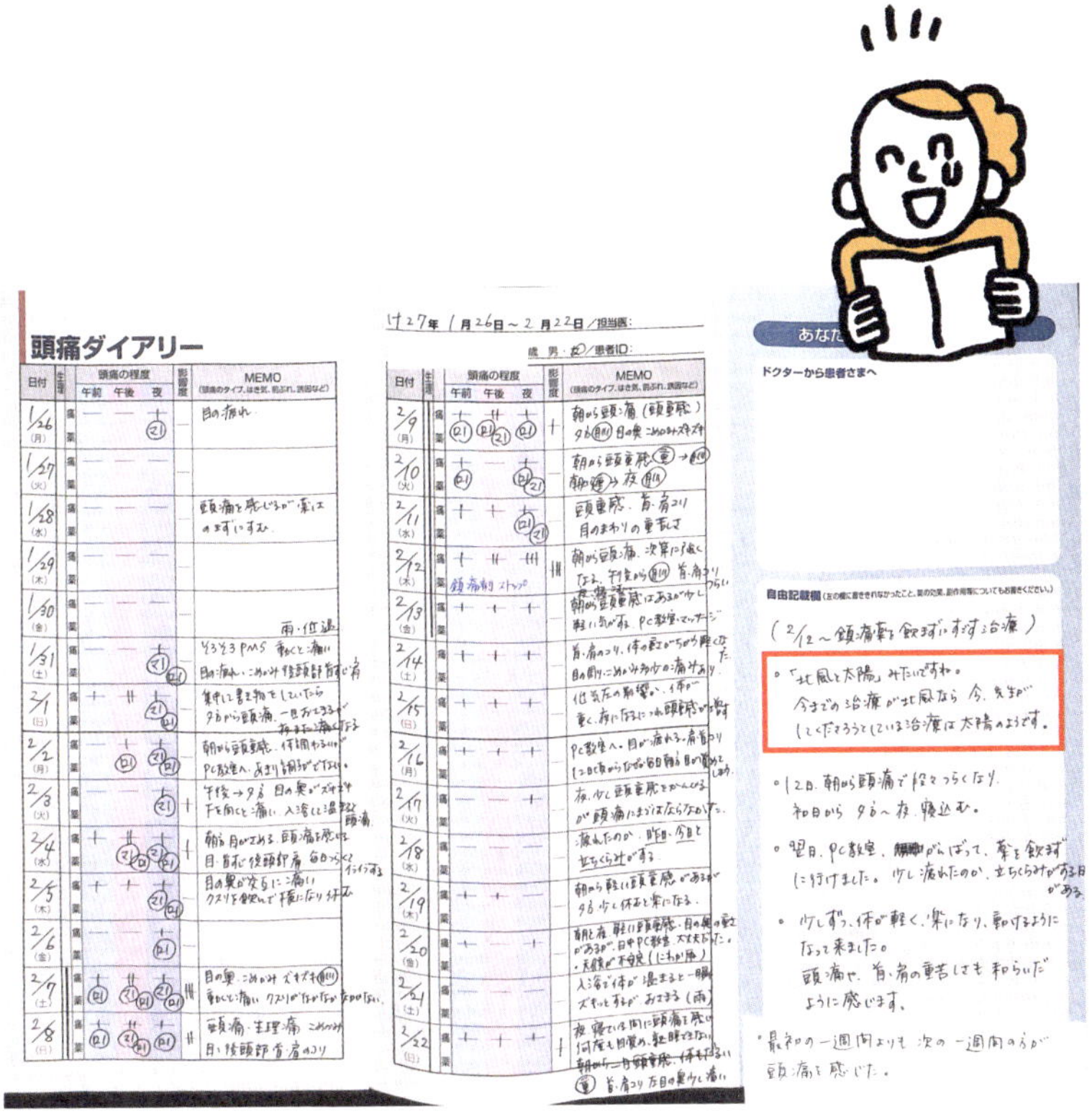

ただし、六君子湯の効能、効果には頭痛に効果があるとは書いていません。しかし、実際にこの方は六君子湯で胃腸の調子がよくなり、食欲も出てだるさが取れ、しかも頭痛も改善してしまいました。頭痛薬を飲まなくなり、この事もまた胃の調子をよくする好循環に入ったのかもしれませんね。

その後頭痛薬の処方はなく、六君子湯だけを取りに来ます。時にはビアガーデンにも行きますが、ビール適量であれば六君子湯を飲んでおけば大丈夫なようです。これが証に従う本当の漢方薬の使い方です。

私は以前、学会でこの患者さんの発表をした時に「なぜ（どういう作用機序で？）、胃薬である六君子湯で頭痛が治ったとお考えですか？」と質問された事があります。その頃は不勉強で正直分からないというのが私の答えでしたが、学会で質問され「分かりません」とは答えられませんでした。それで仕方なく「証が合ったという事でしょうね」と答えておきましたが、つまりこれは分からないという事と同じです。

しかし、最近色々な科学的な事も分かってきました。睡眠と関係がある神経伝達物質にオレキシンという物質があります。脳内のオレキシンレベルが下がっていると頭痛が起こりやすいという事が分かっていて[8)]、頭痛治療にオレキシン製剤の開発が進行中ですが、残念ながら未だに頭痛治療に使えるオレキシン製剤はありません。しかし、最近このオレキシンレベルを上げる物質が見つかりました。それが食欲と関係しているグレリンです。

一方六君子湯はグレリンレベルを上げ食欲を改善する事が分かっています。つまり胃腸の調子が悪く、頭痛もある人はまずは六君子湯で胃腸の調子を良くしてグレリンレベルを上げてやれば、グレリンがオレキシンレベルを上げるため頭痛が起こりにくくなるという事だと思います。

これはとても東洋医学的な考え方です。患者さんの不調を体全体としてみて、その調子を良くすれば、いずれ頭痛も改善してくるという考え方です。このように考えれば例えば頭痛を主訴に来院された患者さんでも食欲やお通じ、睡眠や月経の調子などさまざまな一見頭痛と関係の無いような事（本当は大いに関係があるのですが）も詳しく聞いて頭の先から足の先まで全てを診察する事がいかに大切かという事がお分かりだと思います。そしてこのような東洋医学的な診察は専門分科され過ぎた現在の医療において、患者さんにとってはとても満足度の高い診療につながっていきます。

私の頭痛外来を受診してくれた患者さんの中には「こんなに脈を診て、お腹まで診てもらったのは久しぶりです。今の先生はパソコンばかりみて私には指一本触れません！！」とおっしゃった妙齢の患者さんもいますし、一般的な脳外科の外来で腹診までしている先生は全国でも数える程しかいないと思われます。頭痛で来た患者さんでも頭だけではなく、よく話を聞き、全身をみてあげる事が大切です。またそうしないと適切な漢方薬を処方する事はできないと思います。

8） 濱田潤一：片頭痛の病態生理における中枢神経の関与ー片頭痛の generator. 臨床神経 2010；50：994

症例

胃腸の調子が悪く
ビアガーデンに行くと頭が痛くなる患者さん

【症　例】 48歳　女性
【既往歴】 特記事項なし
【主　訴】 ここ1ヶ月食欲がなくて、だるい、ビアガーデンに行くとよく頭痛が起こる

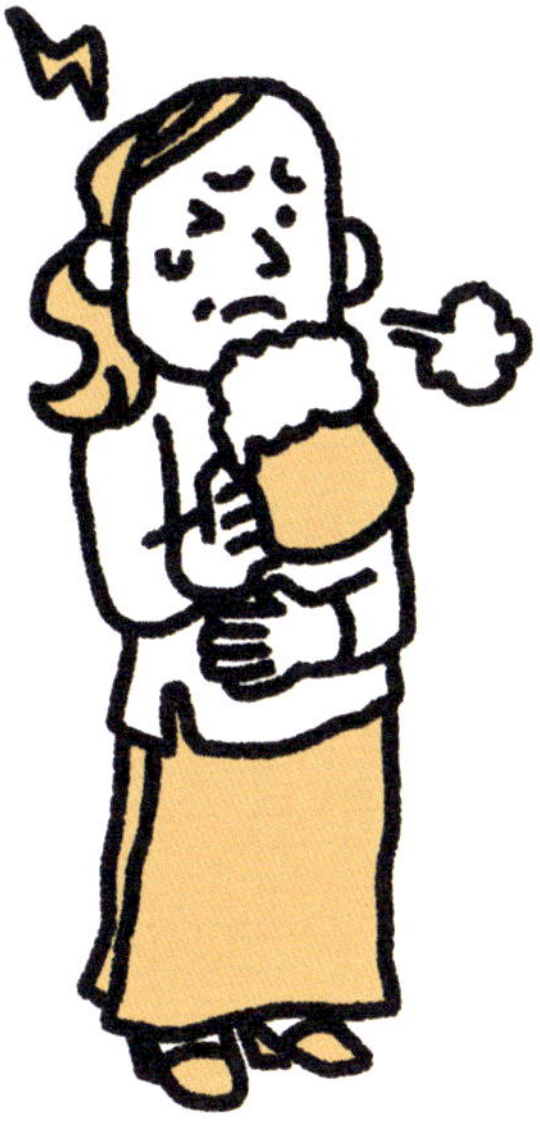

食欲がない、だるい、ビールを飲むと頭痛が悪化します。

食欲がない事から、もしかすると胃潰瘍や胃癌などがあるといけないので、消化器科の先生に御願いし胃カメラをやって頂きました。結果は軽い胃炎でそれほど心配いらないとのお返事でした。

だるい事から貧血や肝機能障害、甲状腺機能低下症などの内科的な異常がないかどうかを調べるために血液検査もしましたが、どれも正常でした。もちろん頭部のMRIなども正常です。この方の頭痛は何でしょうか？

西洋医学的には前兆のない片頭痛の要素があるのかもしれません、あるいは冷飲食の刺激による頭痛、アルコールの影響による頭痛などの可能性もありますが、東洋医学的には冷え症で元気がない事から陰虚証です。元気がないのは気虚、食欲がないのは脾虚（消化管の調子が悪い）、また腹診で胃部振水音がするので胃の水毒・水滞という事になります。では元気をつけて胃の水をさばき、食欲が出て、頭痛も治まる方剤を考えてあげると良いですね。

そんな都合の良い方剤があるのでしょうか？あります。六君子湯《りっくんしとう》です。これは元気をつける胃薬です。

西洋医学	東洋医学
・胃カメラ　表層性胃炎 ・採血正常範囲 ・前兆を伴わない片頭痛？	・陰陽は？　→　陰証 ・虚実は？　→　虚証 ・気血水は？　→　気虚、脾虚、水毒

コラム

頭痛は遺伝するのか？

頭痛外来にはお母様やお父様が娘さんや息子さんを連れてきてくれる事も多くあります。特にご両親のどちらかが私の頭痛外来にかかっている場合で自分の頭痛がよくなると、「じつは私の娘（息子）なんですが、私と同じように頭痛で困っていまして、いちど先生に診ていただきたいのですが？」と依頼される事も多くあります。

もちろん診せていただくのですが、その際にご両親が申し訳なさそうに「この子の片頭痛はやっぱり私の遺伝ですか？」と聞かれる事もあります。確かに片頭痛には家系があり遺伝性が認められるのですが、私はこのように答えています。

「頭痛持ちの人の脳の能力は高く、賢い人が多いので、良い遺伝です。きちんと治療して頭痛とうまく付き合っていけば、この子の潜在能力はすばらしく、これからが楽しみですね！！」とお話してご両親、お子様ともども笑顔で帰って頂いています。

片頭痛の人の脳は鈍感の反対、敏感すなわち脳の能力が高いのです。他の人がとれない情報までとれるハイスペックな脳なので、自信をもってくださいね。

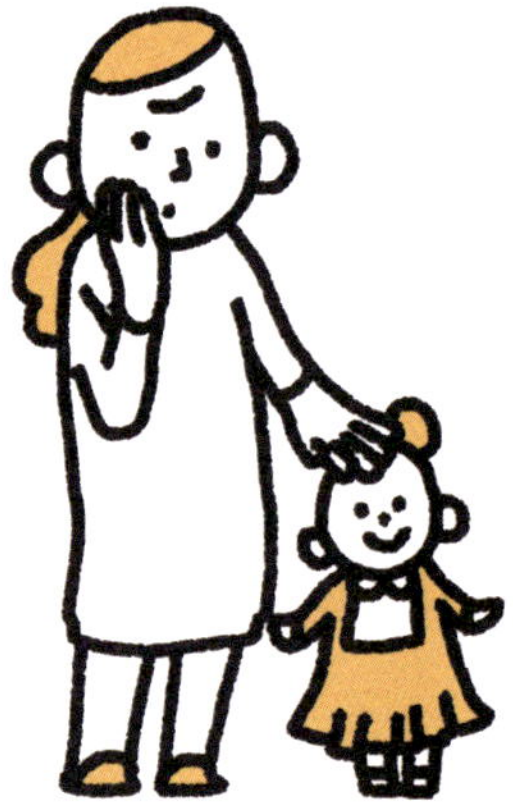

コラム

医史学と漢方

当帰芍薬散は当芍散美人といって竹久夢二が描く美人画のようなきれいな人に効果があるという口訣（昔の偉い先生方の言い伝え）があります。この口訣は決して迷信ではなく、長い年月の間の経験に基づいた言い伝えなので、効果のある事が実証されている言い伝えのみが取捨選択されて残ってきているため、科学的には未だ解明されていない場合でもかなりの確率で正しい事が多いのです。私は当帰芍薬散を処方する患者さんには必ず、「この当帰芍薬散は昔から当帰芍薬散美人といって、竹久夢二が書くようなあなたのような美人な人に効果があると言われているので、きっと効果があると思いますよ。」と説明しています。

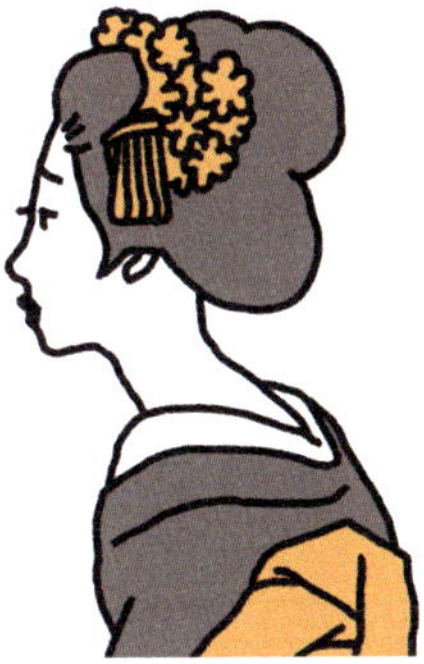

このように当帰芍薬散だけにかかわらず、他の方剤でも歴史的背景や口訣を患者さんに説明してあげると、医師患者関係が良くなり、患者さんの服薬コンプライアンスも改善し、効果が出やすくなると思いますので、ぜひ、先生方もその方剤のもつ、歴史的背景や口訣を説明してあげてくださいね。

医史学は一部のマニアックな先生方のものではなく、漢方を使う全ての先生方の必修科目であり、医師患者関係をよくする最高の知識だと私は思っています。また漢方では医史学を勉強する時の利点があります。それは漢方の本は古本にならないという事です。

西洋医学では新しい知識がどんどんと出てきて、2，3年前の本でも使い物にならないという事がありますが、漢方の本は古くても価値がある、逆に価値があがってとても入手困難になるものもあります。だからよい本をみつけたら買っておいて損はないと思います。

また昔の先生の書かれた本は症例報告のひとつひとつがドラマのようなストリーになっており、読むだけでも引き込まれます。古くは平安時代の天皇陛下の主治医や江戸時代の徳川将軍の主治医の先生の症例報告を読める我々はとても恵まれていると思いますね。

漢方治療のメリット

私の頭痛外来では長く通われている患者さんには頭痛の事を聞かない場合もあります。まず開口一番「元気でしたか?」と聞いています。

それで患者さんが「おかげさまで元気でした!!」と言えば、あえて頭痛の事は聞かず、この1ヶ月にあった良い事、悪い事を含めて雑談のような話をして、診察はきっちりとしておしまいという方も多くいます。

「元気でしたか?」と聞いて、「頭が痛くて元気じゃなかったです」といつも答える患者さんにも、あえて頭痛の事は聞かずに、お通じや睡眠の事、月経の事など頭痛以外の事を丁寧に聞きます。そしてそれらに問題がある場合にはまずは治しやすいそれらの症状から治していく場合もあります。つまり四六時中頭痛の事ばかり考えている患者さんの考えを別の症状にむけさせるのです。

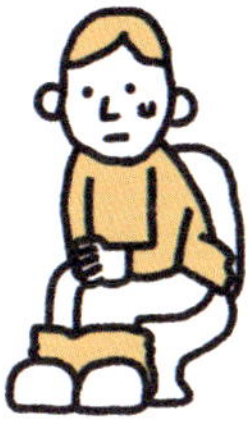
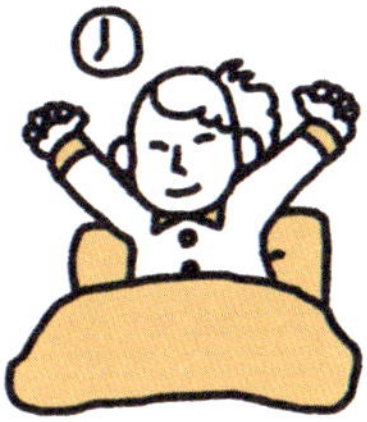
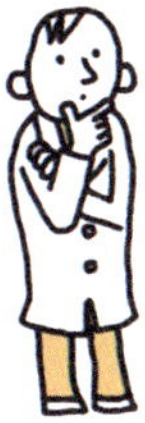

これを漢方では移《い》精《せい》変《へん》気《き》と言います。食欲やお通じ、睡眠、月経を整える事によって、次第に頭痛も軽くなってくるのです。このような慢性の頭痛の患者さんには私は外来の終わりに宿題をだしています。次ぎの受診にくるまでに面白い映画や本などがあれば教えて下さいとか、最近気に入っているおすすめの物や事などがあれば教えて下さいとか、なにか運動をしてどんな運動をしたか教えて下さいなどと患者さんに宿題を出しておきます。そして次の診察の時にはその話に終始し、また頭痛の事は聞かずにきちんと診察をしておしまいです。頭痛外来なのに頭痛の事を聞かなくて大丈夫ですか？と思われるかもしれませんが、頭痛の事を聞かなくても、患者さんがまた頭痛外来に来てくれているというのは頭痛の事はきかなくても何か良い事（通いたい理由）があるからだと思って、あえて頭痛の事は聞かない、頭痛の事を一時でも忘れてもらい、なにか他に良い事を考えてもらうのも大切だと思っています。

このように移精変気を使う上でも漢方薬はさまざまな症状に対処できるので、とても便利です。漢方を使用して他の困り事にも対処しているため頭痛外来ですが、頭痛が治ってもずっと何らかの理由で通い続けてくれる患者さんもおられます。私の脳外科の頭痛

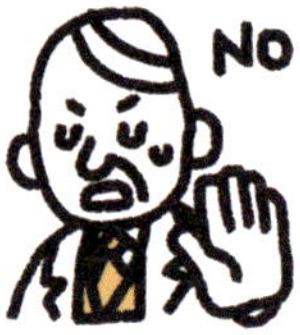

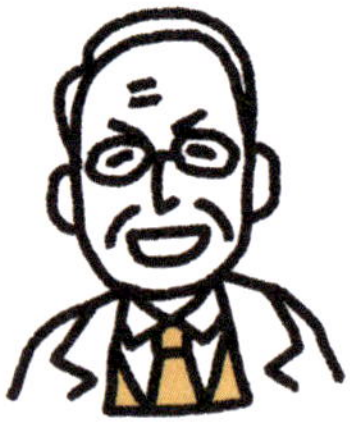

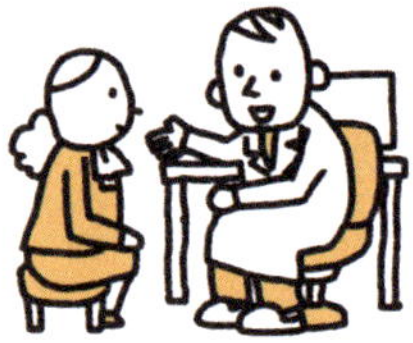

外来には便秘や生理痛だけで通院している患者さん達もいます。それはそれで私にとってはやりがいのある仕事であると思っています。

私の師匠である寺澤捷年先生が書かれた本に岩波新書から出ている『あたらしい漢方和漢診療学』という本があります。その本の帯に人間の体は、部品の寄せ集めではない。と書かれています。まさにその通りです。現在の医療は進歩し、そのためその知識や技術が膨大となってきたため、とても一人の医師で全疾患を専門的に診る事は不可能になってきています。今の医療が各専門科ごとに細分化された事はやむを得ない事だと言えると思います。

しかし、一方でこのための欠点も出てきているのだと思います。こんな川柳があります。「専門医、よく言う言葉に専門外」です。例えばお腹が痛くて頭が痛い患者さんは、どちらからでも良いのですが、まずは消化器内科に行くとします。そこでは腹痛は見てくれますが、頭痛の相談をするとそれは専門外なので脳神経内科か脳外科を受診してくださいと言われます。逆に頭痛で脳神経内科や脳外科を受診をすると頭痛はみてくれますが、腹痛は専門外なので消化器内科へ行って下さいと言われてしまいます。このよう

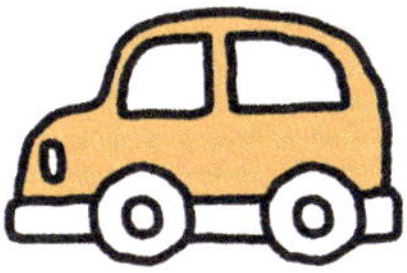

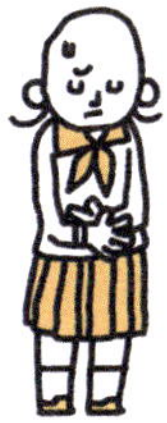

にお腹も痛くて、頭も痛い患者さんはどちらの症状もみてくれる先生はなかなかいないわけです。つまり、患者さん全体を診てくれる昔ながらの主治医の先生が不足してきているのではないでしょうか?

ついこの間、私は自分の車を車検に出しました。車検中はガラス越しに自分の車を点検してくれている様子が見られるようになっています。そして最後に報告書（我々で言うカルテあるいは診断書のようなもの）をみせて、現状を丁寧に説明してくれます。それで必要な部品は交換、整備して、また次の2年間安心して乗って頂けますといって車が返ってきます。

一方今の医療はどうでしょうか?眼科の先生はヘッドライトやワイパーだけをみて整形外科の先生は足回りだけをみて、循環器の先生はエンジンだけをみて、脳外科の先生は車載コンピューターだけをみていてお互いにあまり相談していないため、全体としてこの車（人）がもうしばらく乗っても大丈夫かどうかはわからない状況になっているのではないでしょうか?つまり、専門科の意見を総合して全体をコーディネートする、あるいは全体をみて必要な部分を専門科にコンサルトする車全体をみてくれる整備士さんのような昔ながらのかかりつけの先生が不足してきているという問題点があるのだと思

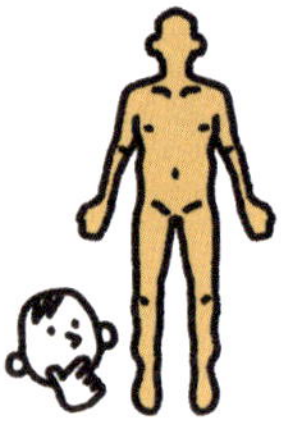

います。

漢方をやっている先生方はこの全体を診るというやり方が得意だし、また全体を診ないと漢方治療が出来ないとも言えると思います。だからこそ、私自身も頭痛治療であっても体全体を診るし、また頭痛以外の症状の治療も駆使して頭痛を治すという方法をとっていて、それには西洋医学だけでなく東洋医学もとても有効だという事が実はこの本でもっとも言いたかった事なのです。

頭痛患者さんが自分でできる生活の工夫

自分でできる生活の工夫

1．過労を避ける
2．ストレス解消
3．規則正しい生活
4．バランスのとれた食事（赤ワイン、チョコレート、チーズを控える）
5．正しい姿勢（猫背に注意）
6．適度な運動
7．カフェインの取り過ぎに注意

以上が代表的なものですが、ストレスなどは誰にでもあり、ある程度はどうしようもないものかもしれません。しかし、例えば睡眠や食事、運動などはある程度自分でコントロールできるものだと思います。

過労を避ける

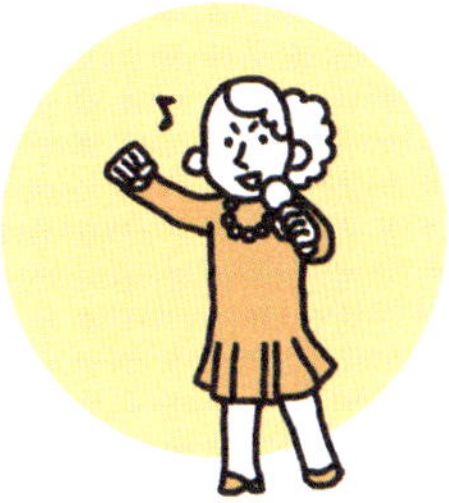

ストレス解消

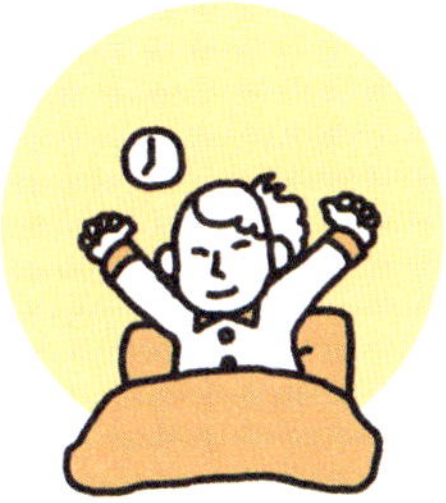

規則正しい生活

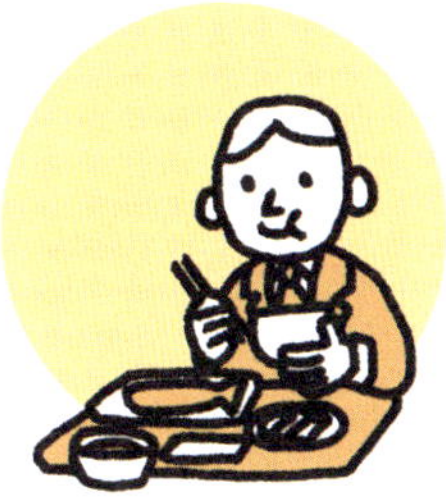

バランスのとれた食事

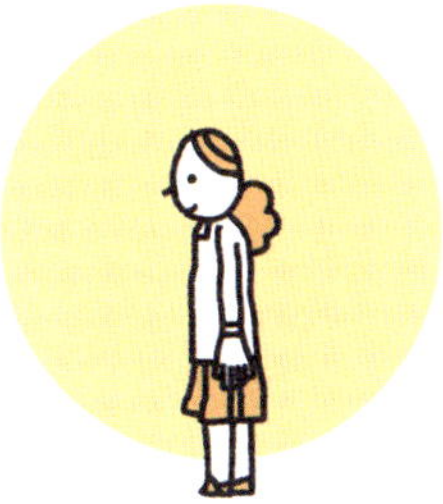

正しい姿勢

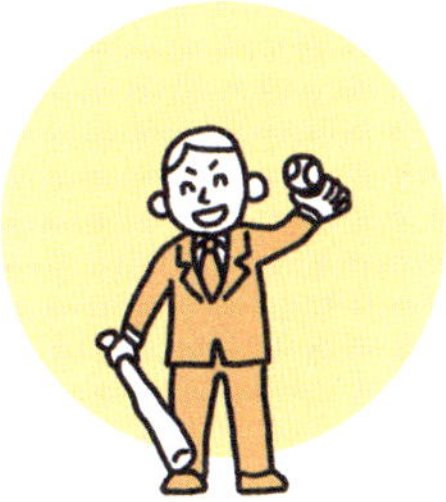

適度な運動

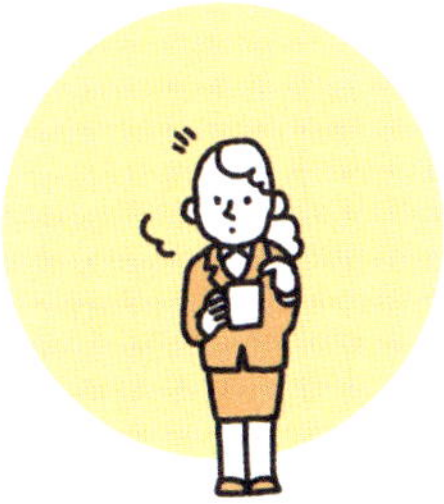

カフェインの取り過ぎに注意

睡眠について

まずは睡眠ですが、寝不足はもちろんですが、寝過ぎもだめです。

週末仕事休みの日に朝遅くまで寝ている、また逆に前日に遅くまで起きているのはやめて、平日も休日もできるだけ睡眠を規則正しくする事が大切です。

昼寝などは20分～30分くらいなら効果的だと思いますが、寝過ぎると良くありません。

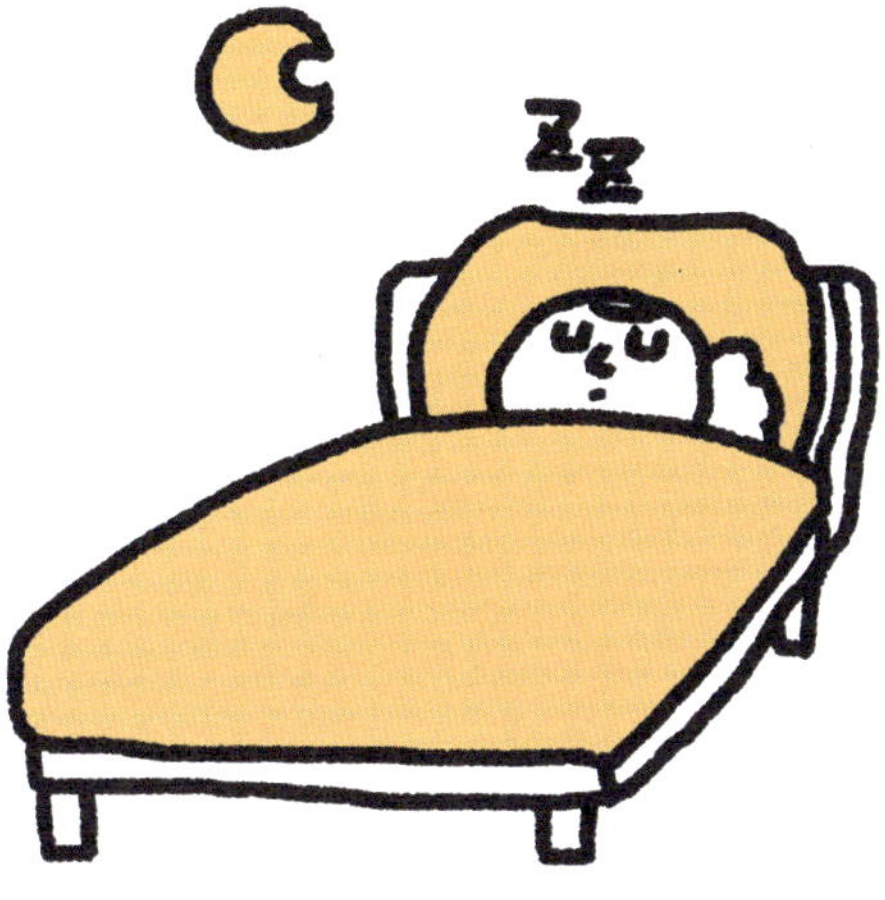

食事について

それから食事ですが、健康に良かれと思ってサラダや果物、野菜ジュース、ヨーグルトなどの取り過ぎで冷えている人、チョコレートなどの甘い物をほぼ毎日食べている人など片寄った食事は注意が必要です。

私は患者さんには「何でも食べて良いですよ。ただ、バランスよく、お腹八分目で旬の物を食べるように」と勧めています。

あまり冬寒いときにトロピカルフルーツなどを食べるのは体を冷やすため、おすすめしませんね。

カフェインはコーヒーやお茶なら一日3杯くらいまでなら問題ないと考えています。

ただ栄養ドリンクなどにはカフェインが多く含まれている物があり注意が必要です。

コラム

頭痛によい食べ物、サプリメント

頭痛によい食べ物にマグネシウムを多く含むお味噌や豆腐、納豆があります。うなぎやレバー、アーモンドなどに多く含まれるビタミンB2なども頭痛によいとされています。しかし、なかなか、これらの食材を毎日とるのは難しいですよね。そこで手前味噌で申し訳ないのですが、頭痛に良いサプリメントをメイフラワーさんと協力して私が開発しました。

それがこのKAMROです。実はこれには裏話がありまして、もともと髪の毛や爪に良いメイフラワーさんのサプリメントがあり、私の外来で髪や爪の悩みのある方にすすめていたのですが、そのサプリメントを飲んでいる患者さんからこのサプリメントを飲んでから頭痛が減ったという声が数人からあったのです。あわててそんな事があるのか、メイフラワーさんに問い合わせた所、実はそのメーカーの社長さんの娘さんも頭痛持ちで困っていたのですが、同じく髪や爪の事でこのサプリメントを飲んでいたところ頭痛がよくなったというエピソードがあり、「頭痛を専門に診ている先生が言うならきっと頭痛に効果があるに違いない」という事でわざわざ社長さん自ら私のクリニックに来てくれたのです。そこで、私が「頭痛の患者さんはとても多いのに、なかなか頭痛によいサプリメントが市販にはないので」とご相談すると「ぜひ、一緒に頭痛に良いサプリメントを開発しましょう」という事になり、もともとの髪・爪用のサプリメントに改良を加えて誕生したのがこのKAMROなのです。

これにはマグネシウムやビタミンはもちろんの事、頭痛自体は女性に多いので、大豆イソフラボンや貧血によい鉄や亜鉛などの微量元素も入っています。つまり頭痛だけではなく髪や爪、お肌にもよいおすすめのサプリメントです。ご興味のある方はぜひ、メイフラワーさんまで問い合わせてみてください。

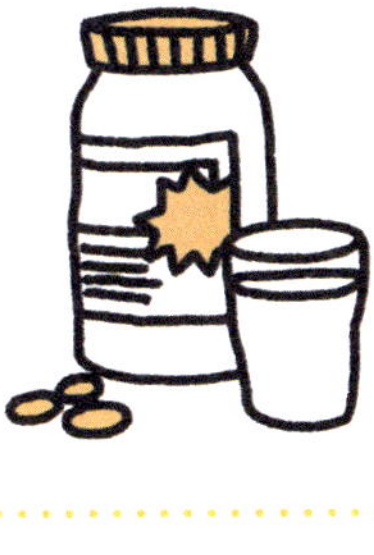

株式会社メイフラワー　メディカル事業部
〒101-0051 東京都千代田区神田神保町１丁目２番地５　TEL：0120-82-8998　FAX：03-5259-1116
MAIL：info@may-flower.co.jp　URL：https://m-dear.com/

入浴と運動について

それから姿勢や運動、入浴も大切です。

冬でもお湯をためずにシャワーですますという人もいますが、私はお風呂にお湯をため、ゆっくりと入浴し筋肉をリラックスさせる事を勧めています。

また5分くらいの体操や仕事中のストレッチなどもおすすめです。テレビでも体操の番組を放送していますが、朝早く起きるのが苦手ならビデオにとっておいて、仕事から帰ったら5分でも良いので体操をする、仕事中も猫背にならないように心がけ、せめて1時間に1回くらいは少し肩や首を回したり、イスからたってのびをしたりなどは仕事に支障がない限りするように指示しています。

コラム

手軽にできる運動

そして私も実践している誰でもできるとても簡単なおすすめの事があります。それは上をむいて歩こうです。

歩く時に水平線から15度から30度、ほんの少し上向き加減で歩くだけです。私はクリニックまで毎朝15分程度ですが、歩いて通勤しています。その時、すこし遠くをみて上向き加減で歩くのです。それだけで姿勢もよくなりますし、実は気持ちも上向き加減になります。

これは本当の話で、下をむいてすごした人と上をむいて過ごした人のストレス度をcheckした論文[9]や姿勢とうつ病に関する論文[10]もあるくらいです。ぜひ、皆様も試してみて下さい。

また頭痛体操もおすすめです。これは小田原の間中病院の間中信也先生の考案された体操ですが、頸をゆっくり前後に曲げる赤べこ体操（会津の民芸玩具である赤べこの動きに似ているため）、肩をあげて頸をスーッとすくめてからトンと降ろすスットン体操、両肘を肘鉄をするようにゆっくりと後ろに引く肘鉄体操なども肩こり、頭痛予防におすすめです。

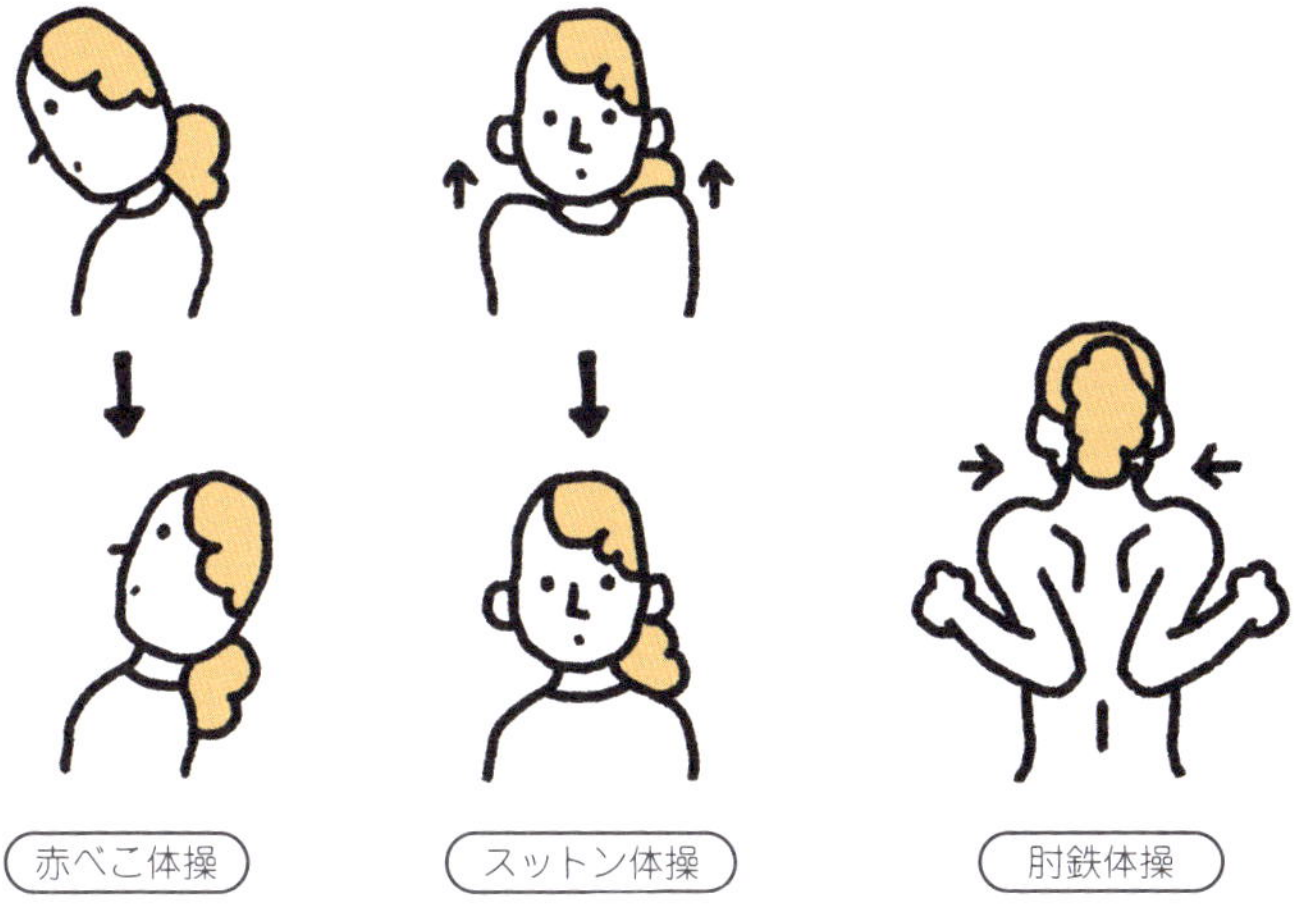

9) Nair S et al. Do Slumped and Upright Postures Affect Stress Responses? A Randomized Trial. Health Psychol. 2015 Jun;34(6):632-41.
10) Wilkes C et al. Upright Posture Improves Affect and Fatigue in People with Depressive Symptoms. J Behav Ther Exp Psychiatry. 2017 Mar;54:143-149.

生活の中で

スマホやパソコンを控えるように言っておきながら、紹介するのは気がひけるのですが、やはり便利な物はうまく利用してくださいという事で、最近では「頭痛ーる」、「頭痛ろぐ」や「ズキンちゃん」などのスマホやパソコン用のアプリなどもあります。これは頭痛の回数や内服回数を記録できたり、明日の天気予報などにより頭痛を注意喚起する機能などが備わっており、うまく利用すれば頭痛とうまく付き合う事ができます。例えば、天気が崩れる前の日は無理をせず、早い目にお薬を飲む準備をしておく事などもできると思います。

慢性の頭痛の方には悪気はないのですが、なにかしら頭痛がおきやすい要因がその方の生活の中にあると思います。それに気付き、良い生活習慣に改めてもらう事が頭痛を改善するためにとても大切です。お薬を飲んでいるだけでは治らないと自覚してもらう事も大切です。

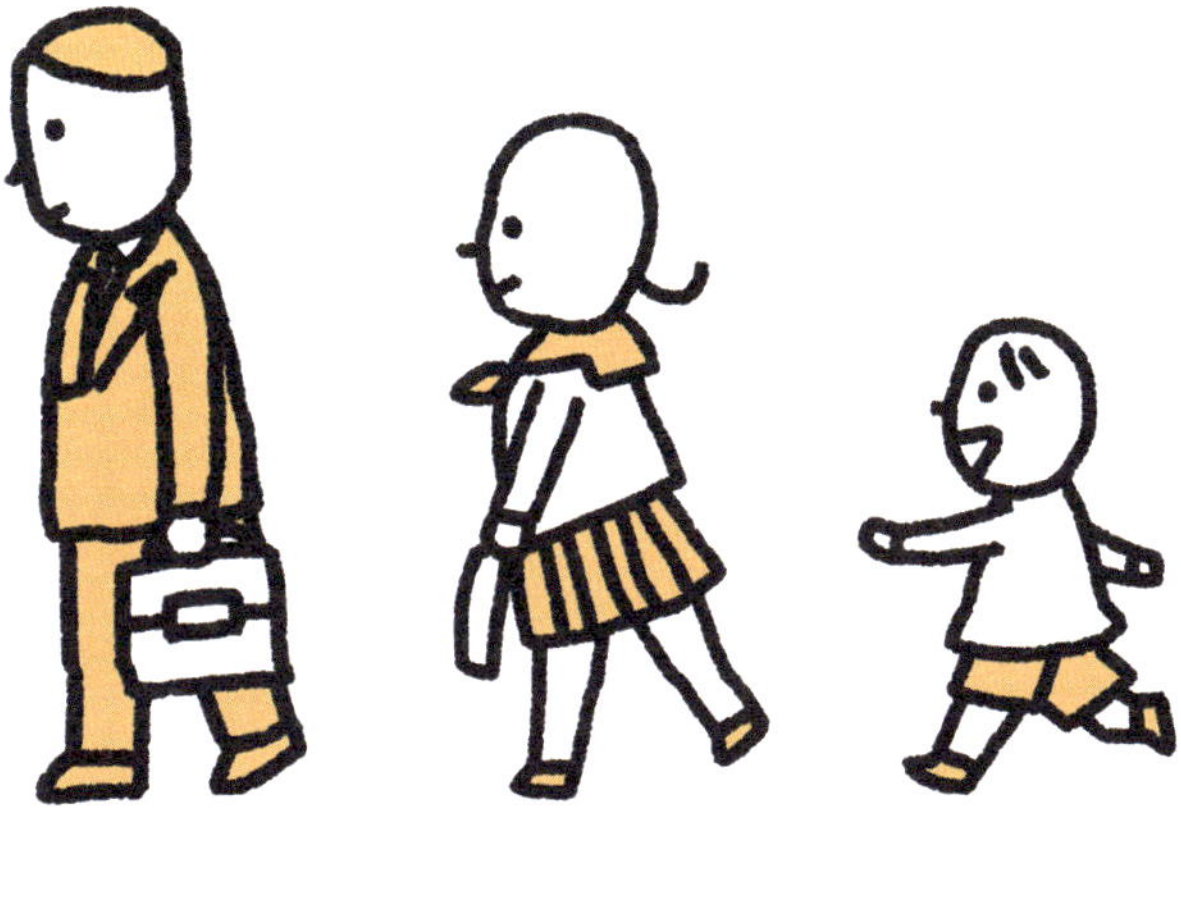

コラム

頭痛に効くツボのお話

これは自分でもできるツボ押しで手の親指と人差し指の付け根の間の合谷《ごうこく》です。反対の手の親指で少し痛気持ちいいくらいの強さで押してみて下さい。

それから頭のてっぺんの百会《ひゃくえ》、両側の後頭部の髪の生え際の突起の下の天注《てんちゅう》、天柱から親指一本分外側の風池《ふうち》、後頭部と頸の付けの間にある窪みの風府《ふうふ》、頸の付け根と肩先の真ん中の肩井《けんせい》です。これらを自分を押したり、ここにハリのついたテープ（皮内針）をはったり、お灸をしたり、ホットタオルで温めてみてもよいですね。病院ではこのツボに麻酔薬でブロックをする場合もありますね。

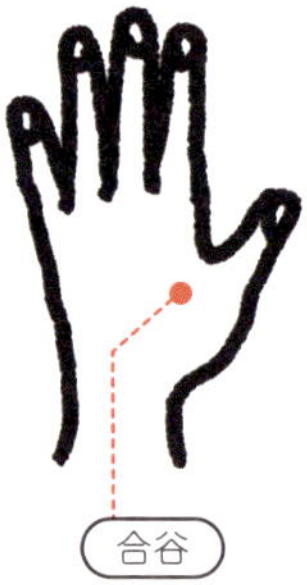

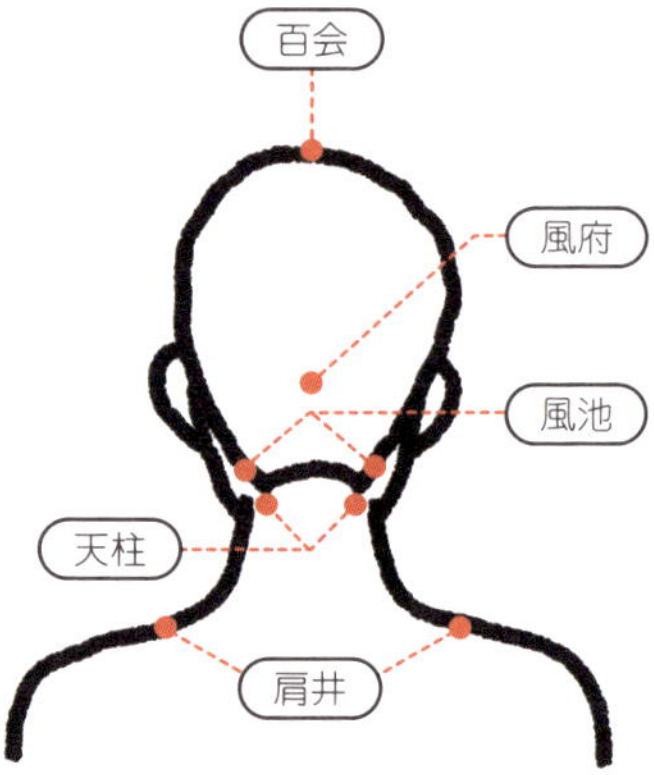

おわりに

東洋医学では気《き》・血《けつ》・水《すい》という考え方があります。血は西洋医学的には循環や栄養、水は水分代謝や体液量などと考えられると思うのですが、この目に見えない気というものを考えて治療するという考え方は東洋医学の特徴でもあり最大の利点でもあると思います。

目に見えず、客観的に定量できないので科学的な西洋医学の土台にはのりにくいのですが、私達は日々の生活の中でこの気の概念をしらずしらずの内にとてもよく使っています。気のつく言葉を考えてみても元気、勇気、気配、気になる、気にしすぎなど多くの言葉があります。気の長い、根気のある人がいて、いったいどれくらい気のつく言葉があるのかを調べた人がいます。どれくらいあると思いますか?正解は三五八あるそうです。こういった面からもこの気の概念をうまく利用して日々健康で元気に過ごせるようにする事が大切です。

頭痛以外でもどの疾患もそうだと思うのですが、その辛い症状を軽減、あるいは予防し元気で楽しく生活していくのは結局はその人の生活の仕方、考え方で、どんなに医療が発展しても私達医療者はその相談役、協力役にすぎないのかもしれませんね。自分を大切にご機嫌にできる最大の人は自分なのかもしれませんね。だからぜひ、皆様、まずは自分で自分の事を大切にして自分をご機嫌にしてあげてください。きっとその事が周りの人を大切にご機嫌にする事にもつながってくるのだと思います。これはあきば伝統医学クリニック院長の秋葉哲生先生からのご指導ですが、「医療者は一〇〇%の力で仕事をしてはいけないよ、八〇％くらいで仕事をして、残りで勉強をしたり良い生活をしないといけないよ」と教えて頂きました。私の事をアルバイトで雇っている雇用主の秋葉先生が、私に一〇〇％で仕事をしてはいけないと言うのですから、とても器の大きな先生なのですが、これはおそらく医療者は自分がご機嫌で元気じゃないといけない、そしてその元気とご機嫌を分けてあげる事ができれば良い医療につながるという教えだと思っています。

ぜひ皆様も良い生活のお手本となるようなご機嫌な生活を心がけて下さい。

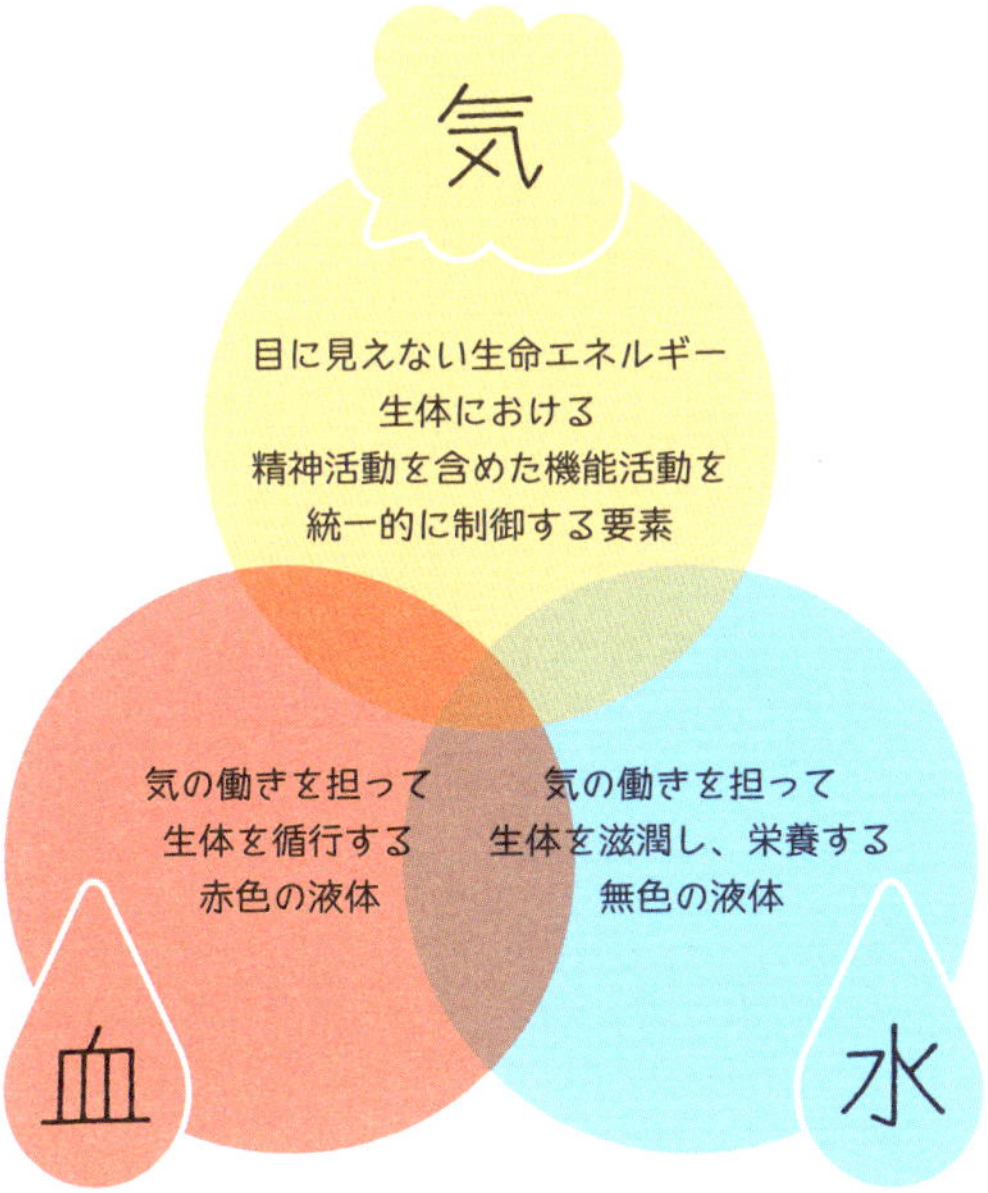
気
目に見えない生命エネルギー
生体における
精神活動を含めた機能活動を
統一的に制御する要素
気の働きを担って
生体を循行する
赤色の液体
気の働きを担って
生体を滋潤し、栄養する
無色の液体
血
水

あとがき

頭痛は4割の人が訴えるごくありふれた症状です。ただ人によって症状は様々で頭痛で学校を休んだり、仕事を休んだりしてしまう人もいて、その経済的損失も莫大なものです。そんな頭痛で悩む患者さんを何とかしてあげたいと思い頭痛外来を始めました。

その中でなにか良い治療法がないか試行錯誤しながら漢方治療も有効だという事に気付きました。ただ、残念ながら、この漢方治療は誤解されたり、まだあまり理解されていない、十分普及しておらず治療者、患者様両方にとって、とてももったいない状況だと思い、この本を書く事にしました。

そして脳神経外科専門医から頭痛を治したいと思い、頭痛専門医になった私が最終的にたどり着いた結論が「頭痛を治したかったら、結局は体全部を診ないといけないという」言ってみれば当たり前の結論なのですが、この重要な点が専門分科されすぎた今の医療では忘れられつつあると思い、すこし警鐘をならす事ができればとも思いこの本を書きました。この私のつたない経験が少しでも先生方、ひいては患者さん達が笑顔になるお役に立てれば幸いです。

最後にこの本の執筆にあたり、私を漢方の道に導いてくれた山本昇吾先生、漢方を基本からご指導いただいた千葉中央メディカルセンター和漢診療科の寺澤捷年先生、千葉大学和漢診療学講座の並木隆雄先生、日常生活の面でも色々な助言、ご指導をいただいたあきば伝統医学クリニックの秋葉哲生先生、この本の執筆の機会をくれた証クリニックの檜山幸孝先生、奥様、素敵なイラストを描いてくれた竹本夕紀様、そしていつもクリニックで一緒に仕事をし、家事もし、子育てもしてくれている尚代様、私のクリニックで一緒に仕事をしてくれているらいむらクリニックのスタッフの皆様、そしてそして、私の診療に付き合い、日々、色々な事を教えてくれるすべての患者様に感謝申し上げます。今後ともどうぞよろしく御願い申し上げます。

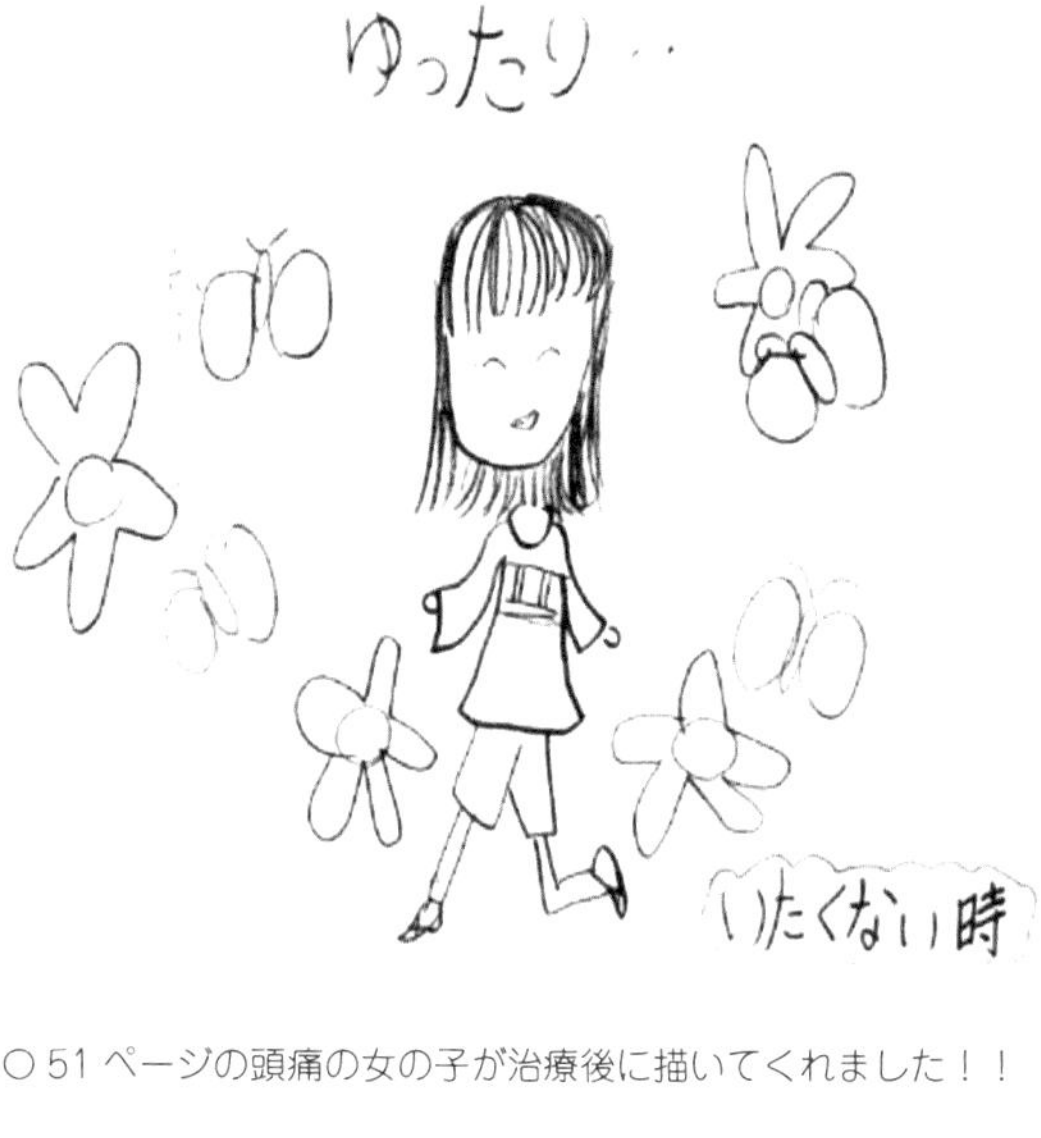

○ 51 ページの頭痛の女の子が治療後に描いてくれました！！

索引

來村昌紀

和歌山県出身 / 和歌山県立医科大学、千葉大学大学院卒業 / 和歌山県立医科大学附属病院にて一般内科（呼吸器、循環器、消化器、腎臓病）、皮膚科、病理、救命救急センター、脳神経外科を研修 / 日本赤十字社和歌山医療センター脳神経外科 / 独立行政法人南和歌山医療センター脳神経外科 / 和歌山県立医科大学付属紀北分院脳神経外科助教 / 千葉大学先端和漢診療学講座 / あきば伝統医学クリニック　内科、小児科、在宅医療 / 証クリニック東京神田 漢方外来 / 千葉中央メディカルセンター脳神経外科 / 2014 年 12 月 らいむらクリニック開設

医薬学博士、日本脳神経外科学会脳神経外科専門医、国立病院機構認定臨床研修指導医、日本頭痛学会頭痛専門医・指導医、国際頭痛学会認定 Headache Master、日本東洋医学会 漢方専門医、千葉大学臨床教授、城西国際大学非常勤講師、千葉科学大学非常勤講師

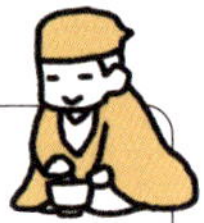

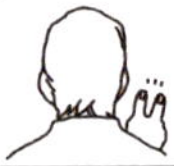

茶道表千家 講師 宗癒、華道龍生派 家元教授 華隆、
日本習字 かな部門 高等師範 晃鳳、剛柔流空手道 二段、陶芸家 全泥子

頭痛専門医・漢方専門医の脳外科医が書いた頭痛の本

2019 年 5 月 15 日　第 1 版発行
2021 年 10 月 15 日　第 2 版発行

著　者　　來村昌紀
発行者　　檜山幸孝

発行所　　株式会社 あかし出版
101-0052 東京都千代田区神田小川町 3-9
http://www.akashishuppan.com
総務部　939-8073 富山県富山市大町 2 区 1-7

ISBN 978-4-908740-04-6　　Printed in Japan